コロナの時代の
歴史学

歴史学研究会編
中澤達哉・三枝暁子監修

績文堂出版

序　問題提起：新型コロナウイルス感染症が歴史に問いかけるもの

昨年の夏、翌年の世界情勢を想像することができた者ははたしていたであろうか……。もちろん歴史学は予言の学ではないし、未来を予測することを目的に過去の出来事を調べているのでもない。しかし一方で、歴史学ほど根底において現状認識と深くかかわる学問もない。だからこそ、おそらく歴史家は、この二〇二〇年の日々悪化していく出来事を目の当たりにして、少なからずショックを受けてきたはずである。リーマンショックや東日本大震災とはまた異質な困難と生きづらさ、それにともなう政治・経済・文化の変動を目撃したはずなのである。たしかに、私たちは今世紀に至ってから、新型インフルエンザやＳＡＲＳ、エイズなどによるパンデミックを幾度となく経験してきた。しかし、これらの感染症と今回の新型コロナウイルス感染症（ＣＯＶＩＤ—19）は質的になにが異なるのだろうか。なにがこれほどまでに国際社会を揺さぶりつづける（ようにみえる）のだろうか。

世界保健機関の統計によれば、二〇二〇年一〇月八日現在、世界の感染者数は三六〇〇万二八二七人で、死者数は一〇四万九八一〇人にのぼる。単年の感染者数としては有数のパンデミックであり、単年の死者数としては歴史上の世界大戦と同程度である。いまや新型コロナウイルス感染症は、百年前のスペイン風邪や中世のペスト、そして近代のコレラを想起させるほどの歴史的な疫病として、少なくとも認知されることになったのである。

私たち歴史学研究会委員会は、二〇二〇年の一連の事態を目の当たりにして、新型コロナウイルス感染症問題が今後の歴史学研究になにかしらの影響を与えるであろうとの感覚をもつに至った。コロナによる歴史学そのものの地殻変動の兆しを歴史家がどう認識し、これにどう応えようとしているか、この変動局面でこそ、その姿を瞬間的にでも垣間見ることができるのではないかと考えた。そこで、本書の一六名の歴史家たちが、自身の実証研究をふまえつつ、コロナ下あるいはポストコロナの現代歴史学に向けて、新たな論点や視点、認識枠組みを提示するという、問題提起型の論集を企画することにした。

本書に編まれた一六本の論考は、とりわけ新型コロナウイルス感染症が国家・社会・経済・文化、そして人間の既存のあり方について、いったい何を浮き彫りにしたのか、既存のあり方をどのように変化させたのかという点を切り口に、歴史、そして歴史学そのものを問い直そうとしている。

第一章「感染症拡大の歴史的再検討・歴史学の位置」は、本書の基盤をなす。飯島渉は社会変化を引き起こす要因として感染症をとらえることの重要性を指摘し、これを「感染症の歴史学」と認識しつつ、その精緻化を訴える。一方、小沢弘明は、近代史のコレラや二〇世紀のスペイン風邪ほかを産業資本主義の進展と、そして、二一世紀のCOVID–19を新自由主義の展開とに連動させながら構造的に理解している。そのうえで、グローバル・ノースの視点に囚われた私たちの歴史認識を問題視する。なお、「パンデミック資本主義」に関する指摘は、飯島が言うところの、人間が感染症を利用して社会を変化させていることの証左といえよう。

第二章「医療史・公衆衛生史のなかの感染症」では、海原亮が江戸時代におけるコレラ流行に対する医界の対応が医療の近代化につながる過程を検証する一方、福士由紀は近代上海のコレラ防疫政策を検証する。そして、衛生事業を住民統制に強固に結びつけることがその特徴であると指摘し、今年実施された武漢の厳格な都市封鎖策とにある種の連続性を見出している。

第三章「感染症をめぐる政治と社会の分断・緊張」において、中澤達哉と古谷大輔は、ハンガリーとスウェーデンを事例に、感染症を契機とする政治と社会の分断・緊張関係の創出を検証する。たとえば、コロナ下の統制、情報操作、権威主義の出現のほか、新たな排除と新たな福祉、感染症の人種化、難民・移民・マイノリティの政治問題化を考究する。分断の克服・隠ぺいとしての福祉国家論・ナショナリズムの発生をも捕捉・展望している。

第四章「感染症による現代国民国家の変質」の加藤陽子と池田嘉郎は、グローバル化時代に弱体化したといわれる現代国民国家はコロナへの対応を機に復権したのか否か、あるいは、相対的に浮上しただけなのか否かという問題意識をもちながら、現代国家によるコロナ対策の検証に挑む。疫病時と戦時とを複眼でみつめつつ、国家・市民社会・個人の関係のあり方の変質という観点からも検討を試みている。

第五章「感染症が照らしだす人権と差別」において、三枝暁子・石居人也・貴堂嘉之は、各々の専門から感染症と権力の問題を追究している。「コロナ禍」言説を批判的に認識しつつ、それとの相似から、歴史上のハンセン病、「非人集団」、隔離、二次災害などが重点的に検証され、昨今のアメリカでのBlack Lives Matterについても考察が及ぶ。国家と市民社会あるいは民衆社会との、あるいはその内部での非対称な関係性が浮かび上がる。

第六章「感染症をめぐる格差・労働・ジェンダー」の今津勝紀と小田原琳はそれぞれ、感染症と権力の問題を、古代日本と現代イタリアを事例に、より明示的に現れる社会的次元の「格差」と労働問題から、そして「ジェンダー」と分業から再考する。感染症を通じて、統治権力や統治構造の矛盾を垣間見ることができる。

第七章「感染症と歴史実践」の大門正克・若尾政希・北條勝貴は、感染症をめぐる各々の歴史実践を論じる。とくに「コロナ禍」を契機とするインターネット上の諸問題が歴史実践と深く結びつくことになったという事実をもふまえ、SNS、ネット私刑、オンライン授業、資料アクセス、電子化、とくに、若尾はこれらと根底において連動する若手研究者問題について現状と課題を述べる。北條が展開するように、これらとパブリックヒストリーとの連動は以後も問われねばならない喫緊の論点である。本章は、感染症をめぐる二〇二〇年の数々の歴史実践を全般的にフォローする試みとなろう。

本書の以上の知的営為を通じて、今後、現代歴史学の方法の再考と歴史認識にまで議論が展開されていくことに期待したい。二〇二〇年を共有した多くの皆さんに本書が届けば幸いである。

中澤　達哉

文献一覧

世界保健機関 https://covid19.who.int/（二〇二〇年一〇月八日閲覧）

目次

第一章　感染症拡大の歴史的再検討・歴史学の位置

ＣＯＶＩＤ—19と「感染症の歴史学」

飯島　渉

はじめに

二〇一九年末に中国の武漢市で発生した新型コロナウイルス感染症（以下、ＣＯＶＩＤ—19）は、二〇二〇年一月には武漢市や湖北省での感染拡大が顕著になり、旧正月（春節）直前の一月二三日、中国政府は武漢市や湖北省のロックダウン（封鎖）に踏み切った。隔離や封鎖は、これまでにも行われたことがある。しかし、武漢市は人口が一〇〇〇万を超える大都市で、湖北省も六〇〇〇万近くを擁している。ほぼ一国に匹敵する大都市や地域を封鎖することは、感染症対策や公衆衛生の歴史において未曾有のことであった。中国政府の初期対応に問題があったとして国際的批判が高まるなかで、中国国内での蔓延を防ぐためもあり、強硬な対策が選択されたとみることができよう。

二月になると、ＣＯＶＩＤ—19は韓国や日本、そしてヨーロッパ各地でも流行するようになった。イタリアやスペイン、イギリスで感染が拡大し、人的物的な医療資源が枯渇して医療崩壊が発生した。その背景には、マスクに象徴される医療品のほとんどが中国で生産されていたため、輸入が停止するとたちまち品不足に陥るという、供給サイドにおける中国のプレゼンスの拡大があった。こうした事態のなか、三月一一日、ＷＨＯはパンデミックを宣言した。

日本でも流行が起こり、四月初め、緊急事態宣言が出され、ウイルスとの接触を回避する「行動変容」が強く求められた。ロックダウンなどの強硬な対策がとられなかったにもかかわらず感染が抑制された理由を、日本モデルや「民度」の高さに求める言説が登場した。しかし、経済活動が再開されると、七月には感染の再燃が明らかとなった。一〇月はじめの段階でも収束の見通しは立っておらず、状況は予断を許さない。

米国やブラジルなどの南米諸国、インドや南アフリカなどでの感染の拡大は止まっていない。「米国の失敗」は明らかであろう。ニュージーランドや台湾など抑制に成功したとされる地域でも散発的な感染が発見されている。いったいいつになったら収束するのか、そもそも収束とはどんな状況を言うのか。いま、私たちは、COVID-19をめぐる「起承転結」のどこにいるのかを見通すことができなくなっている。

一　古くて新しいCOVID-19

新興感染症の発生や流行は決して珍しいことではない。近年になってその傾向はむしろ強まっている。二〇〇二年から〇三年のSARS（重症急性呼吸器症候群）の流行の記憶はまだ新しい。感染は約二〇数カ国に及び、患者は約八〇〇〇人（最も多かったのは中国で全体の約九〇％）、死者は七七四人（致死率約九・六％）であった。このときにも、航空機の運航の停止などさまざまな影響があった。しかし、SARSは人類史に大きな影響を及ぼしてきた天然痘、ペスト、結核などに比べれば、感染の規模は大きなものではなかった。致死率の高さが逆に感染の拡大を妨げた可能性が指摘されている。

二〇〇九年にも新型インフルエンザが流行した。鳥インフルエンザのヒトへの感染やヒトからヒトへの感染が懸念されており、このときにも患者の強制的入院などの対策が選択された。しかし、このインフルエンザは豚由来で、幸いなことに被害はあまり大きくはならなかった。大量に備蓄されたタミフルも使用されなかった。そのため、その経験はたちまち忘れられてしまった。日本では、その後、東日本大震災が発生し、津波による甚大な被害や福島第一原発の事故が発生したため、新興感染症への危機感も薄れてしまった。

世界を変えたかにみえるＣＯＶＩＤ−19は、未知のコロナウイルス（ＳＡＲＳ−ＣｏＶ−２）を原因とする新興感染症である。その意味で、人類史のなかで繰り返し発生し、将来においても発生するであろう感染症の一つである。しかし、有効な治療薬も不明で、ワクチン開発にはかなりの時間がかかるとされるなか、対策としてはウイルスとの接触を可能な限り減らす行動の変容＝公衆衛生的な対策が選択されざるをえなかった。その社会的経済的な影響は甚大なものとなった。たとえば、四月から六月の日本のＧＤＰは、年率換算で二七・八％の減少、国際的にもそうした数字が並び、リーマン・ショックを上回る第二次世界大戦以後最大の経済危機を招いた。それが予想できたにもかかわらず、多くの政府はロックダウンなどの強硬な対策を選択した。初発地域の中国が強硬かつ大規模なロックダウンを行ったことは、当初、大きな驚きをもって迎えられた。しかし、その後の各国の対応を規定した。つまり、各国ともどの程度の規模と強制力をもって公衆衛生的な対策を進めるかを、中国のそれとの比較において決定しなければならなくなった。

他方、ＣＯＶＩＤ−19は、新しい感染症でもある。ＩＣＴの進展やＡＩの利用の拡大のなかで、スマートフォンなどの媒体を通じて一人ひとりの感染の管理を行うことが現実となった。病原体を叩くか、あるいはその感染の経路を遮断するかという二つの対策のあいだを揺れ動いてきた感染症対策の歴史において、ＣＯＶＩＤ−19をめぐるＩＣＴの利用による個人の身体情報の提供と、その可否などはきわめて大きな意味をもっている。

二〇二〇年に起きたＣＯＶＩＤ−19のパンデミックをめぐっては、大規模な公衆衛生的対策の実施とＩＣＴを利用した個人の管理の拡大という二つの点を、従来の感染症対策との違いとして確認することができる。その意味では、同調圧力の強さによって、自粛を通じて実質的な「強制」を行う日本モデルは標準化しにくいが、中国モデルは標準化したとみることもできる。

二　感染症は社会を変えるか？——「疫病史観」をめぐって

パンデミックの様相を呈した感染症の流行はこれまでにも何度かあった。二〇世紀初期のインフルエンザ（スペイン風邪）もその一つである。「感染症の歴史学」は、ペスト、天然痘、結核やＨＩＶ／ＡＩＤＳが多くの人々の命を奪い、社会制度や意識にも影響を及ぼしたこと、植民地主義の展開（植民地医学と帝国医療）や経済活動のグローバル化と関係していたことを明らかにしてきた［飯島 二〇一五・二〇一七］。感染症の流行がもたらす変化のあり方を知見として提供することは「感染症の歴史学」の重要な役割である。

「感染症の歴史学」は、感染症への理解が西洋医学を基礎とする学知（細菌学説など）にもとづくものであったため、ヨーロッパ中心主義の傾向を免れない。その象徴は、中世ヨーロッパの黒死病をめぐる歴史叙述である。しかし、日本からみた感染症の世界史という視角もありうるし、パンデミックに関心が集中しがちななかで、エンデミック（風土病）を組み込んだ「感染症の歴史学」が必要である［飯島 二〇一六・二〇一七］。

ＣＯＶＩＤ−19のパンデミックという事態のなかで、「感染症は社会を変えた」という言説が独り歩きしている。これを「疫病史観」とよぶとすると、多くの論者が依拠している、Ｊ・ダイアモンド［二〇〇〇］、山本太郎［二〇一一］などの進化生物学や感染症研究からの知見、Ｗ・マクニール［一九八五・二〇〇七］やＡ・クロスビー［Crosby 1972］などの歴史学者の知見も、個々の感染症をとりあげてそのインパクトを強調するだけでなく、ビッグ・ヒストリーとしての大きな見取り図を示すことに意義を見出している。その意味で、「感染症は社会を変えた」という単純な歴史観には収まりきらない広がりをもつことを指摘しておきたい。

よくよく考えてみれば、感染症が単独で社会を変えたというよりは、人口が短期間に大きく減少したことを契機として、社会の側、つまり人間が感染症を利用して、社会を変化させた場合が多い。感染症第一主義の程度からすると、山本＞ダイアモンド＞マクニール・クロスビーの順に、感染症の果たした役割を大きく見積もっている。これはそれぞれの論者のよって立つ視角や学問的背景と関係している。私自身は、感染症の影響をそれほど意識していない読者を想定した場合にはあえて「疫病史観」という表現を用いて、感染症の重要性を強調する。他方、学術的な文章のなかでは、感染症のインパクトを支えた社会的要因の順位を示すことによって、感染症の影響の程度については慎重を期す。もちろん、回答は一つではない。ＣＯＶＩＤ−19のパンデミックのなかで、大都市への人口集中やグローバル化のなかでのサプライチェーンの一元化などのリスクも意識されるようになっている。その意味では、社会は変化するかもしれない。しかし、それとても、変化させるのはやはり人間である。

こうしたなかで、二〇二二年には高等学校地理歴史が再編され、「歴史総合」が新設される。学習指導要領のなかでも感染症をとりあげるべきこととされた。中世ヨーロッパのペストを除けば、従来の歴史教科書のなかで感染症がとりあげられることはほとんどなかったが、ＣＯＶＩＤ−19を同時代の記憶としてもつ生徒たちは感染症に関心をもつであろう。その際には、「疫病史観」とのあいだで、適切にバランスをとることが必要であろうし、エンデミックを含めて、ペスト中心主義に陥らない教材の開発、「感染症の歴史学」からの事例の提示が必要である〔飯島 二〇二〇〕。

三　ＣＯＶＩＤ−19を歴史化する――「資料をつくる」

今回のＣＯＶＩＤ−19のパンデミックをめぐるさまざまな記録をどのように残していくかは、歴史学が取り組むべき課題の一つである。対策立案のための専門家会議が中央と地方に組織され、その組織も変遷した。こうした組織の議事録の有無、記録のあり方をめぐって議論があった。録音（録画）などの記録をとっていないということ自体は信じがたく、その経緯についての検証も必要であろう。そして、資料のアーカイブ化も大きな課題である。病院や保健所などの記録はどのように処理されるのだろうか。これらは行政記録としての側面をもつと同時に、患者の記録を含むからその公開には時間を要するだろうが、これまでにも保健所や衛生研究所の資料が個人情報を含むことを理由として大部分が廃棄されてきたこと、その結果、さまざまな風土病の制圧を検証することが難しいことも指摘しておきたい（感染症データ・クライシス）。

私的な記録も重要である。ネット上にあふれる「無益有害」な情報も含め、後世の歴史家はその膨大さに気を失うかもしれないが、多くは、日々、失われていくものでもある。意図的に記録を残す仕掛けが必要であろう。現在、大学の授業を利用して、学生にこの間、どこで何をしたか（どのように感じたか）を記録することを依頼している。その記録の蓄積の方法や公開の可否なども試行錯誤である。研究倫理規定などとの関係で一定の手続きが必要であるが、まず記録を蓄積することが大切である。これは、COVID–19をめぐる「小さな歴史」の集積の試みである［飯島二〇二〇］。そのためには、情報学や情報工学の領域との意見交換も必要である。そうでないと、近い将来、AIに歴史家の仕事を奪われかねない。また、モノも重要である。マスクやチラシなども含め身近な品々を収集し、コロナ禍のなかでの日常生活を記録し残す博物館の取り組みが広がっている。北海道浦幌町の町立博物館が地元住民に提供をよびかけ、大阪府の吹田市立博物館はガウンやフェースシールドなども収集の対象とのこと。国会図書館も行政機関のウエッブサイトのデータの保存、早稲田大学演劇博物館は延期や中止になった公演のパンフレットや台本の提供をよびかけ、山梨県立博物館もコロナ禍の資料の収集を進めている（『東京新聞』夕刊、二〇二〇年七月二七日）。

おわりに――「感染症の歴史学」の課題

感染症に罹るのは個人だが、その背景には社会的要因がある。その意味で、感染症は社会的な病気である。「感染症の歴史学」も社会に向けて何らかのメッセージを発信する役割を担う。それは、「過去にも同じようなことがあった」という歴史的な類似性を指摘することにとどまるのではなく、社会の変化を描くことである。そして、変化の要因としての感染症の影響の程度を明らかにするのが「感染症の歴史学」の課題である。

歴史学の領域で話題になることが少ないので一言しておくと、日本は医療系の博物館がたいへんに貧弱である。これは、医学部の講座として医学史の教室がほとんどないことと関係している。日本医史学会という医学史（医史学）の学会があるが、歴史学研究会も含め、歴史学の学会との関係は希薄である。歴史学は、哲学・史学・文学の一角として、人文学であることを疑ったことがなかった。しかし、COVID―19のような感染症の流行とその影響を理解するためには、いろいろな領域の学知とともに協働することが必要である。固定観念に縛られることなく、対話を通じて、歴史学が感染症をめぐる取り組みにも参画できることを示していきたい。

文献一覧

飯島　渉「「医療社会史」という視角――20世紀東アジア・中国を中心に」『歴史評論』第七八七号、二〇一五年
飯島　渉「〝歴史疫学〟の世界――日本におけるマラリア、日本住血吸虫症、フィラリアの制圧とその経験の歴史化」『医学のあゆみ』No.258、二〇一六年（北潔編集『グローバル感染症最前線――ＮＴＤｓの先へ』別冊・医学のあゆみ、二〇一七年五月、に再録）
飯島　渉「感染症と権力をめぐる歴史学」歴史学研究会編『第四次　現代歴史学の成果と課題』績文堂出版、二〇一七年

飯島　渉「ロックダウンの下での「小さな歴史」」村上陽一郎編『コロナ後の世界を生きる』岩波新書、二〇二〇年
飯島　渉「歴史総合と感染症――「感染症を通じて」歴史を読み解く」『歴史地理教育』No. 918、二〇二〇年
ダイアモンド、J『銃・病原菌・鉄』（上・下）倉骨彰訳、草思社、二〇〇〇年（原著は Diamond, Jared, *Guns, Germs, and Steel, the Fates of Human History*, New York: Norton, 1997）、草思社文庫、二〇一二年
マクニール、W・H『疫病と世界史』佐々木昭夫訳、新潮社、一九八五年（原著は McNeill, William Hardy, *Plagues and peoples*, NewYork: Anchor Press, 1976）、中公文庫（上・下）、二〇〇七年
山本太郎『感染症と文明』岩波新書、二〇一一年
Crosby, A.W., *The Columbian Exchange: Biological and Cultural Consequences of 1492*, Conn.: Greenwood 1972.

新自由主義下のＣＯＶＩＤ―19

小沢　弘明

一　歴史認識と社会的・構造的な死

世界保健機関（ＷＨＯ）が新型コロナウイルス感染症（以下ＣＯＶＩＤ―19）について「国際的に懸念される公衆衛生上の緊急事態」、いわゆるパンデミック宣言を出したのは二〇二〇年三月一一日のことであった。このときには、世界が四二〇〇万人の感染者と一一〇万人を超える死者（二〇二〇年一〇月下旬現在）を数える危機に瀕するようになるとはまだ考えられていなかった。しかし、これが「世界的危機」と認識されるようになったのは、ありていに言えば、（始まりは中国だとしても）まずは、ヨーロッパ、北米といった（日本を含めてもよい）先進資本主義国に感染が拡大したからであった。その後の推移を見ても、先進資本主義国に続いて、現在のところ経済的なミドルパワーであるＢＲＩＣＳ諸国の感染拡大がめだち、この感染症がグローバル経済の進展と軌を一にしていると評することもできよう。

二〇世紀終わりから、二一世紀にかけて新興感染症が繰り返し広がったことはすでに知られている。エボラ出血熱、ＨＩＶ／ＡＩＤＳ、ＳＡＲＳ、鳥インフルエンザ、豚インフルエンザ、ＭＥＲＳなどは世界的に耳目を集めたが、ＨＩＶ／ＡＩＤＳを除けば、日本を含め、先進資本主義国の反応はきわめて鈍かったと言わざるをえない。それは、こうした新興感染症の流行がアフリカ、東南アジア、中東など局所的なものと認識され、先進資本主義国は相対的に免れてい

表1　所得別，死亡原因トップ10（2016年 WHO 調べ）

	全世界	高所得国	高中所得国	低中所得国	低所得国
1位	虚血性心疾患	虚血性心疾患	虚血性心疾患	虚血性心疾患	下気道感染症
2位	脳卒中	脳卒中	脳卒中	脳卒中	下痢性疾患
3位	慢性閉塞性肺疾患	アルツハイマー病	慢性閉塞性肺疾患	下気道感染症	虚血性心疾患
4位	下気道感染症	気管癌、気管支癌、肺癌	気管癌、気管支癌、肺癌	慢性閉塞性肺疾患	HIV/AIDS
5位	アルツハイマー病	慢性閉塞性肺疾患	アルツハイマー病	結核	脳卒中
6位	気管癌、気管支癌、肺癌	下気道感染症	下気道感染症	下痢性疾患	マラリア
7位	糖尿病	大腸、直腸癌	糖尿病	糖尿病	結核
8位	交通事故	糖尿病	交通事故	早産合併症	早産合併症
9位	下痢性疾患	腎臓病	肝臓癌	肝硬変	出生時仮死・分娩時外傷
10位	結核	乳癌	胃癌	交通事故	交通事故

下線は感染症

るとみなしていたからである。人間が一度は抑え込んだと考えていたマラリア、結核、コレラ、黄熱病などの再興感染症も世界で蔓延していて、二〇一六―一七年現在、マラリアと結核だけで年間二一三万人もの死者が出ている。しかしながらこの問題を、私たちはCOVID―19と同じ密度で考えているだろうか。

　私たちがそうした感染症の問題を今回初めて認識したのは、いや今回になってもまだ認識できていないのは、COVID―19をあくまで事件史の一環として把握していて、私たちの世界を取り巻く社会的で構造的な死をとらえていないからにほかならない。私たちの世界を見る眼も、徹頭徹尾事件史的なのである。試みに、WHOが二〇一六年に調査し、二〇一八年に公表した所得別の死亡原因トップ一〇を見てみよう（表1）。

　この統計は、世界を高所得国、高中所得国、低中所得国、低所得国に四分し、それぞれの死亡原因を比較したものだが、高所得国において、感染症として死亡原因にあげられているのは下気道感染症のみである。これに対して、低所得国では、HIV／AIDS、マラリア、結核を含め、感染症が五つを占めている。加えて、早産合併症、出生時仮死・分娩時外傷が一〇位内に入っているのも、社会的・構造的な死の様相を示している。こうした感染症に取り囲まれた死が一般的である地域と、急に感染症の恐怖に取り憑かれて右往左往している地域の差そのものが、世界が著しく不均等であることを示している。

つまりはこういうことである。私たちは、これまでの新興感染症や再興感染症のパンデミックによって歴史認識を変化させてきたことはないし、グローバル・ノースにとって、グローバル・サウスのパンデミックは、あくまで他人事であったのだ。今回、私たちは初めて歴史認識を変化させる必要があると考えているようだが、それも今のところは事件史の範囲においてである。では、歴史認識の変容はいったいどのような意味において可能なのであろうか。

二　新自由主義の時代と危機言説

二一世紀に入ってからも、私たちが歴史認識を変えなければならないとした危機はいくつもあった。二〇〇一年の9・11、二〇〇八年の金融危機、二〇一一年の3・11がそれである。このなかで金融危機は、一八七三年の大不況、一九二九年の世界恐慌に続く、資本主義自体の第三の危機とも称された。現代世界はそのような幾度もの危機を迎えてきたのに、今回もまた危機だというのだろうか。これまでの危機が「正常化」されてきたのに対して、今回は異なるといえるのだろうか。COVID-19は医療や社会保障の問題を先鋭化させたために、この危機の原因を、新自由主義による医療の削減、格差の拡大、医療・衛生・保健等の民営化・市場化に求める言説が世界的にも広くみられる。いわく、新自由主義が破綻を迎えている、危機に瀕している、終焉した、瀕死の状態である、自滅した、新自由主義の時代は終わりの始まりを経験している。なかには「この感染症は、新自由主義が疫病であることを暴露した」といった、あまり筋のよろしくない批判まで存在する。そもそも新自由主義は福祉国家・社会国家の否定の上に成立したものであるから、その政策が今回の危機において問題を露呈したという考え方である。

じつは、これまでも、エボラ出血熱、鳥インフルエンザ、HIV／AIDSなどの新興感染症が新自由主義の思想・運動・体制とどのような関係性の下にあったかについて議論は存在した［Wallace 2016, Zigon 2011, Davis 2020］。また、新自由主義がヘルスケアの領域を市場化することによって破局的な結末を招いたことをソ連崩壊後のタジキスタンを事例に仔細に観察した医療人類学の優れた研究も存在する［Keshavjee 2014］。しかし、私たちがこの問題を十分認識してこなかった理由は、すでに述べたグローバル・ノースの視点、事件史の視点に囚われているのに加えて、私たちが前提としている新自由主義の把握の仕方そのものに問題があるからではないだろうか。それは、次の三点にまとめられる。第一に、新自由主義を一時の経済政策や政治体制の問題と考え、容易に路線転換が可能なものとみる視点である。一時の政策なら破綻の後に政策転換を図るのは当然である。しかし、新自由主義はその体制化の始点を一九七〇年代初頭のエジプト、チリに求めるなら、すでに半世紀にわたって体制として続いている。サッチャー、レーガンから数えたとしてもすでに四〇年だ。第二に、かりに政策が破綻したというなら、人々はその代替の政策を求めるはずである。しかし、補完性原理やローカル・オプティマム言説などに支えられた新自由主義の複合的な同意調達機能は揺らいでいないし、私たちは新自由主義国家に同意を与え続けている。第三に、世界的な協力というよりも、国民国家体系としてCOVID-19に対峙するという観点は変化しておらず、国民競争国家（ヨアヒム・ヒルシュ）と市場（駆動）国家の存在も当然とみなしている。要するに、「不死身の新自由主義」（Nine Lives of Neoliberalism）［Plehwe et al. 2020］と評される事態には、当面のあいだ、さしたる変化はないのではないか。

三　パンデミック資本主義

ＣＯＶＩＤ―19を新自由主義の時代に置いて考えるさい、新自由主義は医療の削減や不足の問題ではなく、医療の市場化の対象であることを認識する必要がある。すでに二〇〇一年の小泉政権発足直後に、はっきりと舵は切られていた。経済産業省による「新市場・雇用創出に向けた重点プラン」（いわゆる平沼プラン）では、「健康市場の創出」というスローガンが掲げられ、医療や介護のシステムを競争的・効率的なものとし、医療を「二一世紀のリーディング産業」とする視点が打ち出されていた。加えて、観光立国推進基本法（二〇〇七年）の施行ともあいまって、日本でも二〇一〇年代にはメディカル・ツーリズムが推進され、医療が富裕層を中心とした世界的な資源の獲得競争の対象になっている。

また、二〇一一年にドイツで使用されはじめた「インダストリー４・０」の用語は、医療分野では「医療４・０」という主張を産み出し、医療のデジタル化、リモート化、オンライン診療、医療ビッグデータ、ＡＩ診療、製薬におけるバーチャル治験など、産官学を結合した医療産業イノベーションの創出が志向されている［木村 二〇一九］。これらの方向はすでにＣＯＶＩＤ―19「以前」から主張されているだけでなく、今回の事態はむしろ医療４・０の方向を急激に促進する「好機」ととらえられている点に注目したい。このことは、ハリケーン・カトリーナ（二〇〇五年）をはじめ政変・戦争・自然災害を利用した数多の惨事便乗型資本主義［クライン 二〇一一］、３・11を利用した「東北ショック・ドクトリン」［古川 二〇一五］とまったく同じ構図であり、COVID Shock Doctrine とでもよぶべき事態である。

こうした危機を利用した資本主義の再編強化を、今回の事態に対しては、何人かの論者に従ってパンデミック資本主義とよんでおこう［Oesterreich 2020］。もとより、こうした言説体系はほかならぬ日本の文脈でも繰り返し生み出されている。阪神・淡路大震災（一九九五年）にさいして使用された「創造的復興」の語は、その後、東日本大震災（二〇一一年）の時にも、また熊本地震（二〇一六年）や西日本豪雨（二〇一八年）の時にも使われている。つまり、創造的復興はいまや日本の復興政策の指針となっているといってよい。しかも、この路線は、第三回国連防災世界会議（二〇一五年）の仙台防災枠組において、「より良い復興」（Build Back Better）として定式化・発信され、災害リスクの軽減だけでなく、経済振興を含み込んだ概念として日本発の「世界標準」、防災技術の海外展開の手段と考えられるようになった。このたびも、五月二一日の緊急事態宣言解除とともに、創造的復興の語がまたもや使用されるようになった（関西経済団体連合会や兵庫県など）。つまり、日本の文脈からみれば、パンデミック資本主義という概念は創造的復興の一つの表現形態ということになる。

四　新自由主義とニュー・ノーマル

ここから、ニュー・ノーマル（新常態）という言説もまた、新自由主義のイデオロギーとして機能していることが明らかとなる。ニュー・ノーマルの語は、歴史的には、9・11の後にも、また二〇〇八年の金融危機の後にも、そして、3・11の後にも使われていた。中国では習近平が二〇一四年に経済成長率の低下に対応して「新常態」の語を使い始めたが、それは高成長の旧常態と対照させて議論した概念である。その新常態の中核をなすのは、「インダストリー4・0」に対応するイノベーション（創新）の推進である。つまり、ニュー・ノーマルも新常態も、「第四次産業革命」という資本主義の新たな形態に照応した言説体系を構成しているのである（ドイツ政府のインダストリー4・0プラットフォームは、インダストリー4・0が新型コロナの克服に寄与する好機だというポジションペーパーを発表している［Plattform, 2020］）。私は第四次産業革命はもはや産業資本主義の刷新ではなく、知識資本主義とよばれる資本主義の次の形態を表現していると考えているが、知識経済への転換という問題はポストコロナ、アフターコロナを議論する日本政府の方針にも示されている。

緊急事態宣言解除の直後から、ニュー・ノーマルという言説は、知識資本主義と明確に結びつけられるようになった。内閣府に設置された知的財産戦略本部は、五月二七日に「知的財産推進計画二〇二〇」を策定し、その副題を「新型コロナ後の「ニュー・ノーマル」に向けた知財戦略」とした。そこでは日本版知識資本主義を構成する「Society 5.0」をめざした知識経済の振興をニュー・ノーマルとして実現していくことがうたわれている。「新型コロナ以前から課題とされていたが我が国で十分に進んでいなかったことが、今般必要に迫られて加速度的に進んだ」という表現をみれば、ニュー・ノーマルがこれまでの知識資本主義・知識経済の方向の連続性の上に位置づけられていることがわかる。つまりは、知的財産立国（二〇〇二年）、無形資産大国（二〇一一年経済財政白書）といった大方針の延長線上に、今般のニュー・ノーマルがあるというわけである。このようにニュー・ノーマルに対応した成長戦略の策定という議論は、官民双方で高まっている。現在では『ニューノーマル時代のビジネス革命』〔日経クロストレンド・藤元 二〇二〇〕と題する書物まで出版され、新型コロナ後をビジネスチャンスとする「方法」まで語られている。このように知識資本主義、新自由主義、ニュー・ノーマルは相互に固く結びついているのであって、もはやニュー・ノーマルだけを取り出して議論をするわけにはいかない。

五　ワクチン・ナショナリズム

知的財産権の創出と防衛は、知識資本主義と新自由主義の時代における競争主体としての国家の役割を再定義していく。国民国家はグローバル資本主義においてその地位を低下させるのではなく、むしろＮＩＳ（ナショナル・イノベーション・システム）の中核として知識経済・知識社会を先導する。そうした知的財産権をめぐる対立は、感染症に対する創薬の分野においてもみてとれる。知的財産権をめぐる紛争に関する山根裕子の著作［山根 二〇〇八］は、エイズ薬へのアクセスをめぐってグローバル・ノースとグローバル・サウスの対立が先鋭化した事例を扱っている。研究開発の高度化を背景としたイノベーション国家間の対抗関係は、グローバルな世界全体の「公益」とは何か、それを保護する制度的枠組は存在するのか、といった問いを提起している。また、二〇〇九年の新型インフルエンザ（豚インフルエンザ）のさいにも、富裕国によるワクチンの買占めや輸出禁止措置が問題となっていた。

今回のCOVID-19においても、すでにワクチンの開発競争とともに、分配をめぐるナショナリズムが世界を覆っている。この開発と分配の過程を総称してワクチン・ナショナリズムとよんでおこう。富裕国は、ワクチンや治療薬への投資を重ねるとともに、それら薬剤を事前購入によって大量に確保している。これをどのような形態で貧困国に「配分」するのか、それを調整する主体はいったい誰なのか、が問われている。現在のところ、ワクチン供給の国際的枠組であるCOVAXを中心に公正な調達と配分への努力が続けられているが、ワクチン供給の速度や量において格差が克服されない可能性が懸念されている。また、二〇二〇年一〇月時点で、米国やロシアはこの枠組に参加しないことを表明しており、ワクチン供給が外交上の道具になる可能性も存在している。

こうしてこの文章の初めに提起した問題に回帰していく。グローバル・ノースの立場で歴史を認識している私たちは、COVID-19という「事件」をこえて、眼前に展開する世界の社会的・構造的な死に向き合い、現在の事態を引き起こしているのは何かを根源的に考えるという課題に直面している。私たちは歴史を考えること、新自由主義の時代を考えることを通じて、はじめて課題解決の糸口の一端につながることができるのではないだろうか。

文献一覧

木村廣道監修『「医療4・0」を支える医療産業イノベーションの最前線』日経BP、二〇一九年

クライン、ナオミ『ショック・ドクトリン――惨事便乗型資本主義の正体を暴く』全二巻、岩波書店、二〇一一年

日経クロストレンド・藤元健太郎『ニューノーマル時代のビジネス革命』日経BP、二〇二〇年

古川美穂『東北ショック・ドクトリン』岩波書店、二〇一五年

山根裕子『知的財産権のグローバル化――医薬品アクセスとTRIPS協定』岩波書店、二〇〇八年

Davis, Mike, *The Monster Enters: COVID-19, Avian-Flu and the Plague of Capitalism*, OR Books, 2020.

Keshavjee, Salmaan, *Blind Spot: How Neoliberalism Infiltrated Global Health,* University of California Press, 2014.

Oestereich, Chris, *Pandemic Capitalism: From Broken Systems to Basic Incomes,* Wicked Problems Collaborative, 2020.

Plattform Industrie 4.0, "Industrie 4.0 und COVID-19", Positionspapier, 18.06.2020.

Plehwe, Dieter/Quinn Slobodian/Philip Mirowski (eds.), *Nine Lives of Neolibealism*, Verso, 2020.

Wallace, Robert G./Rodrick Wallace (eds.), *Neoliberal Ebola: Modeling Disease Emergence from Finance to Forest and Farm*, Springer, 2016.

Zigon, Jarrett, *"HIV Is God's Blessing": Rehabilitating Morality in Neoliberal Russia*, University of California Press, 2011.

第二章　医療史・公衆衛生史のなかの感染症

安政コレラ流行と蘭方医

海原　亮

一　江戸時代のコレラ流行

未知の病に、医界はどのような対処をなしえたか。昨今、世界中に蔓延をみせ、被害を及ぼす新型コロナウイルスの脅威に対峙し、医学・薬学など諸分野の専門家がワクチンの開発・研究に日夜、邁進している。だがその成果は、一朝一夕には得られない。まして科学理論の未成熟な前近代、学問の進化は、きわめて遅々とした歩みをみせた。

周知のように、江戸時代は鎖国＝海禁下にあったが、それでも数度パンデミック（感染症の世界的流行）の影響を受けた（先行研究は［富士川 一九一二］など数多い）。元来、インド周辺の風土病だったコレラは、イギリス船の航行による物資と人の地理的な移動に起因して、一九世紀に入るころから全世界に被害をもたらした（第一次パンデミック）。

わが国でも一八二二年（文政五）夏に大きな流行が確認されている。このとき、参府中のオランダ商館長ブロムホフは、江戸の蘭方医にバタフィアでのコレラ流行の事実を知らせ、まもなく日本にも影響が及ぶだろう、と警告した。蘭方医たちは急ぎ対策を検討したが、この時点では西欧でも病理・処方が確立しておらず、めだった成果をあげることはできなかった。

次に、一八五八年（安政五）から翌年にかけ二回目の大きな流行があった。世界史上では、第三次パンデミック

（一八五二〜六〇年）にあたる。同年七月上旬、長崎へ入港したアメリカ軍艦がコレラ菌を持ち運び、八月上旬に早くも江戸で流行した。犠牲者数は諸説あるが、『安政箇労痢流行記』によると一カ月で三万人余を数えたという。その後、京坂で流行、大坂では八月半ばより患者が増え、医師の適切な対処が行き届かない状況に陥ってしまう。

大坂の蘭方医緒方洪庵は、自身の手許に架蔵するコンラジ（J. W. H. Conradi）・モスト（G. F. Most）・カンスタット（K. F. Canstatt）の著作から、コレラの治療に関する部分を抜粋・翻訳して『虎狼痢治準』を緊急出版した［梅溪二〇一六］。新奇の感染症に対処するための知識・技術は、まずは書物のかたちで普及したのである。コレラは翌年も続けて流行したが、洪庵は、その間の治験を蓄積し、独自の考究を深めたという。

江戸時代にはもう一度、一八六二年（文久二）にコレラが流行している。このときは、幕府洋書調所の蘭学者たちが西欧の文献を博捜して、予防法や治薬関連の情報を『疫毒予防説』にまとめた。同書では、検疫法（キュアランタイネ quarantaine）をとりあげる。疫病流行地から来る船舶・旅客を隔離、貨物も燻蒸すべしとの提言である。だが、社会全体を巻き込み、近代の防疫体制にもつながるこの画期的な提案は結局、実現をみなかった。

二　新宮凉閣の診療記録

モスト書の翻訳

幕末から明治期の京都で活躍した蘭方医新宮凉閣（一八二八―八五）は、安政コレラの悲惨な状況に遭遇し、自身の知見と診療の履歴を『コロリ記事』二冊にまとめた（京都大学総合図書館富士川文庫所蔵）。上巻は一八五八年（安政五）、下巻で翌一八五九年（安政六）の様相をとりあげ、ともに冒頭の数丁は、コレラ流行の概略にふれている。

京都で流行が始まったのは八月下旬のことだった。これは、他の都市と比較すると遅く、そのため、長崎・江戸・

大坂の情報を参照することができた。「飲食攝養ヲ愼ミ、或ハ酒焼酎ヲ用ヰ、豫メ之ヲ防グモノ多ク」、人々は独自の策を講じ、市中には医者も多いから、すみやかに適切な対応がとれるだろう、と予想された。だが、コレラは「兇邪暴行」の勢いをもち、一日一〇〇人以上が斃れることもあったという。

八月二四日、涼閣の兄涼民（一八二〇—七五）が涼閣のもとへ来て、次のように語った。コレラは京都でも蔓延の兆しをみせはじめたが、いまだに確かな治療法は確立していない。同門の大村達吉と諮り、彼の蔵する『母私篤医学韻府』（モスト『医事韻府』）の関連する条文を抜粋したうえで「同業者」に配ろう。涼閣はこの提案に喜んで従った。翻訳の成果は『コレラ病論』として、早くも九月九日に公刊された。

三〇年以上前、京坂でコレラの流行をみたにもかかわらず、その後、医界で病理の研究や技術の研鑽はほとんど進展しなかった。江戸時代の医学は、基本的に病の「治療」に重点を置くもので、「予防」のスタンスは確立していないから、恒常的に発生するのでない感染症への対策は、どうしても後手に回らざるをえないのである。

コレラの猛威は凄まじく、日を追うごとに伝染の速度を増した。涼閣は、モスト書のほか、『名物考』（宇田川榕庵『遠西医方名物考』）『小児全書』（プレンキの書を涼民・涼閣が共訳したもの）といった蘭方医学の知識、さらに「江戸有名家豫防煎劑」（詳細は不明）も参照し、これらを取捨選択して「一種ノ豫防薬酒」を製造した。

薬酒は、コロンボ・幾那（キナ）・肉豆蔲（ミリスチン酸）・唐縮砂など、薬剤の「細末」（粉末）を赤葡萄酒・アルコールに混ぜ、漬け出したものである。大人は毎日三度、四〇〜五〇滴ずつを上酒に加え、食前に飲む。酒が苦手な者は煎茶で服用すればよい。小児には五〜六滴から一四〜一五滴までを、年齢に応じて与える。

コロンボ・幾那は、膽液の腐敗を防ぎ、胃腸を強壮にする。肉豆蔲・縮砂は「汚敗ノ風氣ヲ驅逐」し、胃の健康を保つ。葡萄酒・アルコールは、体を温め「邪気已ニ體中ニ入ルノモ、之ヲ排發消散」する効果が期待できる。この薬酒は、蘭書由来の知識だけに限らず、諸家の説を参照したうえで涼閣の発案した配剤である。まだ広く知られていないが、有効な治験も得られたので「後人参攷ノ一助」にしたい、と述べている。

コレラ患者の治療

治療を乞う者への対応は、門生を甲（七名）・乙（八名）二班に分け、各班から一名を派遣した。班分けをする意図は不明だが、感染への備えだろうか。

患家へ向かうさいには、まず酒一杯を口に含む。患家に着いても平常の応接は省き、すみやかに病者を診る。コレラと診断したら、家族にそれが「急劇兇猛」の病であることを簡潔に説明する。手遅れならば、すみやかに患家を辞すべき、ともいう。

病の軽重・症候を詳しく診察し、それに応じて、吐剤・刺絡・蜞鍼・摩擦・冷水などの処方を「忌憚ナク」施す。患者の煩悶をみて躊躇することなく、機を逸してはならない。診察のさいは、家人より酒を用意してもらい、少しずつ飲む。これは伝染を防ぎ、英気を養って治療判断を誤らないようにするためだが、むろん過酒は戒めるべきだ。

おもな治療として吐剤を使い、胃の「厲気」を駆逐する。西欧伝来の生薬である吐根を粉末にして飲ませ、快く吐かせる手順を詳述している。

悪寒がある時は、凉閣の考案した「ころり新方」を使う。これは、牡蠣・山梔子・括蔞根・茅根・蒲公英・大棗・大麦の七味を水で煎じたもので、悪寒のする者は温めて飲み、乾嘔・渇者は冷服、便通の異常な者には瀉利塩を加減して加える。この処方は、あくまで凉閣の「臆見」にすぎないので「大方君子之删正」を求めている。

吐瀉なく卒倒する症状の者、蘭書に「乾コレラ」と示される事例は、初発に吐剤・刺絡・下剤を施し、体内の毒気を排してから、症状に応じて処方した。

吐後の痙攣を収めるために阿芙蓉液（アヘン剤）を使った。体の冷えに乾摩法を施し、「肚腹硬実」便通の不全は刺絡を試す。胃や腹の一部に蓄血があれば、蜞・鍼を用いる。患者の虚脱が甚だしいときは「精薬ヲ塗リ、温衣ヲ被覆シ、燐亜的児《アーテル》硇紗精ヲ連服セシメ、或ハ温酒ヲ與ヘ、元気ヲ振發スベシ」と指示している。

応急措置に用いる「コレラ病備急薬篭」（竪九寸・横五寸・深四寸、桐製）は、一〇余を用意して、万全の態勢を整えた。籠の中に四つの小箱があり、そのひとつには、「盛吐根末」「阿芙蓉液」「硇紗加石灰精」「酒石酸液」を収める四本のガラス瓶が入っていた。

処方する薬の度量は、とうぜん細かく定められている。**表1**として、おもな処方と薬名を抜粋したが、カタカナ記載は蘭書から得た薬方である。たとえば、阿芙蓉液は「中量、毎小半時、自三滴至五滴」「多量毎二分時《ミニユート》、乃至十五分時《ミニユート》、自五滴至十滴十五滴」と記される。症状に応じて頻度と容量を調整し、過動（体の震え）や麻痺症状のある患者に与えると、麻酔の効用をもたらすという。

治療経験を蓄積する

『コロリ記事』の過半は、実際の臨床記録で占められる。**表2**には、同書上巻の後半「実験録」項にみえる、一八五八年の状況を列挙した。

最初に診察したのは、涼閣の姪にあたる人物だった（事例1）。

このとき彼はモスト書をまだ読了しておらず、父の新宮涼庭や、秋

表1　涼閣の援用したコレラ処方

吐　剤	吐根　「ブラークウオルトル」「イペカコアナ」	
	吐酒石　「ブラークウエインステーン」「タルタリユス、ヱメチキユス」	
［投薬］	阿芙蓉液　「チンクチユラテバイカ」	＊アヘン。過動状・麻痺状コレラに麻酔として用いる
	甘汞　「メルクリドロレス」「フルスーテクヰキ」	＊塩化水銀
	炭素銕　「カルボナチユムヘルリ」	
	燐亜的児　「ホスホルアーテル」	＊エーテル。清水に５～30滴加える。神経振発、満身復温
	硇紗加石灰精　「サルアムモニアキゲースト」	＊塩化アンモニウム。清水に15～30滴加える
	轉筋擦剤	＊抵列並底那（テレビンテイナ）油・龍悩酒・硇紗加石灰精を等分に調和、患部に貼る
	鎮痙振起露	＊鹿琥液・鎮痛液・香竄精を調和、25～40滴を使用
	沸盪散　「ブロイスプードル」	＊酒酸液・炭酸麻偪湼失亜（マグネシア）を冷水に１盞入れる
	民姪列利精（ミンテレリ）「スピリチユスミンデレリ」	＊４～10滴を使用。多量はかえって悪化する
	鎮吐　利尿泉	＊最も主要な薬として用いる
乾摩法		＊４人の看護者が毛氈１片を取り患者の四肢を摩擦する
灌注法（冷摩法）		＊桶・甕から管で腸内に冷水を注ぐ。看護者は四肢を摩擦する
刺絡法		＊手足厥冷・身肉硬実などの症に効あり
蜞針法		＊蛭や針を用いた瀉血。吐後の頭痛などを緩和する

吉南豊（『温疫論私評』などの著者、漢方医）の旧話に接するのみだった。すでに、緒方洪庵の『扶氏経験遺訓』「哥《コ》烏《ウ》姪（垤《デ》）百《ベ》私《ス》篤《ト》」篇にも学んで、蘭方医学の知見を得ていたが、診療の経験を有していないので、病理を詳らかにするには至らなかったという。

明代の医学全書『万病回春』によると、「乾霍乱」（下痢や嘔吐をともなう症状）は最も治療が難しいものだ。涼閣の姪は、忽然と発症し「水瀉」「心腹絞痛、懊悩煩悶」、腹部の異常を訴えたので、吐方・刺穴出血・薬湯を積極的に用い、邪毒を体外へ排出する手法を採った。一連の治療をふまえて涼閣は、わが国の蘭方医学が依然として漢方を主体とする既存の治療法に及ばない、と実感（「甚歎服」）した。

二七日の事例2は、駒井成庵なる医

表2　1858年（安政5）コレラ患者の診察例

事例	日付	患　者	治　療　者
1	8/23	涼閣の姪（18歳）	涼閣、門生
2	/27	祇園町北薬湯町十六軒妻、産後	貞亮
3	/28	友人の井口髽造	涼閣
4		竹屋街枡屋某	涼閣、興作、大輔
5		椹木蕃何某	…（松山棟庵から処方の相談を受ける）
6		木屋街竹田屋某（70歳）	貞亮
7		新町富山屋某（64歳）	涼閣、門生
8	8/晦	一婦人	貞亮
9	/晦	田邊藩邸吏太田助作	貞亮
10	9/3	高倉岩槻某妻	［1日目］清齋、春輔、全柳 ［2日目］貞亮　［3日目］省三、興作
11		六角中原某妻罹病、その児も発症	興作、宥齋
12		大阪人麻田某、旅舍で発病	省三
13		西洞院和泉屋某	興作、大輔
14	9/9	錦小路魚屋某（61歳）	省三、宥齋
15		門生順造（16歳）	涼閣
16		堺町越前屋某	涼閣
17		御池美濃屋某（50歳）	涼閣
18	9/8	仏光寺銕足	涼閣
19		椹木町石橋屋僕兵助	興作
20		東洞院六角南丹波屋某妻（50歳）	省三、郁司、貞亮、猛雄、利国、元亨
21		二条新地二葉屋某	郁司、全柳、脩平、興作、涼閣
22		衣棚小川某小児	涼閣
23		近隣大津屋某小児	涼閣、郁司
24		堀川大黒屋某（32歳）	貞亮
25		一儒家の炊婢	三寅
26		四条山本屋某	涼閣、省三、春輔
27		小川白銀屋某	貞亮

師から、書簡で治療を依頼されたものである。往診に向かわせた門生の報告によると、患者は極度の麻痺症状で、冷水を腸に注ぐ処方を施すと症状が悪化してしまった。涼閣自身も治療技術面で未熟であり、モスト書にある硇砂精や阿芙蓉液を試す以外の手段を知らず、この患者を助けることはできなかった。

事例３の井口は、友人の医師である。近隣の患者を診察後、下痢の症が出たので漢方の「不換金正気散」（健胃、整腸剤）を服用したが、病勢は増し、麻痺の症状も出た。そこで涼閣が診察し、モスト書の新説を試すも奏功しなかった。

おそらく九月初頭ごろモスト書の翻訳が成り、以降はあらたな知見が蓄積された。門生や識者の経験として、コレラの初期は真偽の別が難しいのですみやかに吐法を施すべき（事例４）、モスト書に収載される甘汞（塩化水銀）が嘔吐の症に奏功する（５）、麻痺症の患者には吐剤を施してはならない（６）、重症患者だからといって容易に阿芙蓉液を施すとかえって腹痛を発し病勢は悪化する（７）、などといった知識が列挙されている。

表１にみえる治療法のほか、大艾灸（８）・焼酎蒸法（９）・甘麥大棗湯加纈艸橙葉（11）・（25）・蜞針（12）・（21）・調胃承気湯（15）・半身浴（26）など、多様な手段が選択された。前述の「ころり新方」は、事例10・17・19・23〜25などに登場する。また、涼閣自身が開発した「灌注器」も使われた（20）が、一見して漢方、既存の学識経験に強く依存し、蘭書の翻訳で得た処方と併用されたことが瞭然である。

事例13・14・16・17は、別の医師が診て「病勢倍進」した患者を引き継いだ例である。逆に、事例27では、吐方で症状を改善させた後、治療を他医に任せている。「実験録」の後半（九月以降）をみる限り、患者の治癒率も高まったようだ。実際の診療経験を通じ処方が改善され、より確実な知識・技術が、周囲の医界に普及されたのだろう。

以上、眺めてきたように、涼閣による診療の基本は、軽症ならば吐法を主とし、自らが開発した新方を処方する。一方、重症の場合は阿芙蓉液で苦痛を軽減させたうえで蜞針・乾摩方・刺穴・注腸方など有効な選択肢を確保する、というものだった。いずれにせよ、時機を逸すると効果は期待できない。適切、かつすみやかな診断を完遂するためにも、「実験録」というかたちで診療記録を蓄積することが不可欠と考えられたのである。

三　医学史上における安政コレラの意義

コレラ患者の診察が一段落した後、凉閣は一〇月二六日、大坂へ赴いて、知己の冨田伊平（丹波田辺藩士か）と、コレラ騒動について語り合う機会を得た。

凉閣が、吐方の効が大きいことを力説したところ、冨田は笑って、こういった。それと同じ結論は、三七年前（一八二二年）のコレラ流行時、我々の同郷、田辺藩医中川騰齋が、すでに京坂の蘭方医（小森桃塢・斎藤方策ら）に学び、主張している。君は、西欧の書をいろいろと探索し、ようやくその結論を得たのか。なんと迂遠なことよ（「西洋万里ノ書ヲ得テ、漸クソノ法ヲ解悟セシコト、太タ迂ナリ」）。

冨田の発言は、当時の医界の特質を理解するにさいして、きわめて興味深いものである。

凉閣は京都を代表する蘭方医であり、ふだんから西欧の学問研究に比重を置いていた。コレラ対策としても、モスト書の翻訳を完成させた。だが、医書の精読を主体として形成した知識・技術は、依然として表面的かつ未完成だった。彼もそれを自覚しており、自身の学問は「伝聞ノ効」だ、とさえ評している（『コロリ記事』）。

『コロリ記事』の診療記録を眺めて明らかなのは、この段階でも西欧伝来の知識・技術が、あくまで既存の、漢方の蓄積に対する、オルタナティブにすぎなかったという事実である。近年の医学史研究では、江戸時代後半における医界の様相を「折衷」の観点、漢方と蘭方医学の併存・相互補完性から解釈することも多いが［海原 二〇二〇］、前者の圧倒的な経験と知見は、幕末期に至っても依然として医界に重要な位置を占め続けていた。

医学史上における安政コレラの意義は、どこにあるだろうか。オランダ海軍医ポンペは直接、西欧の学問を下敷きとしてコレラ対策を指揮し、これが長崎の医界に大きな影響を与えた。先行研究の多くは、その事実をもって医学の近代化を促す画期と積極的に評価しており（たとえば［酒井 一九九九］）、ひとまずそれは十分に首肯できる。

医学という学問の場合、とりわけ臨床での知見を蓄積し、書物上の知識を確実に実際の場面で援用できるようにしないと、有効な方策になりえない。江戸時代の蘭学は、長らく翻訳を主体とする知識・技術の移入がメインで、それが学問としての限界なのである。

安政コレラ流行は結果として、西欧由来の、机上で成立した学問を実地に試し、有効な手法へと高める絶好の機会となった。その経験を礎に、西欧医学への転換は具現化の道を歩み始めた。大規模、かつ未経験の病との遭遇には、医界のありようを変革させる力があった。今回のコロナ騒動でも、同様の効果は、何がしか期待できるだろうか。

ただし、幕末期の京都の医界を眺めても、西欧の学問が根幹部分から構築され、臨床に益するまでには、なお大きな契機（種痘普及など）と、相応の時間が必要だった。わが国における医学の近代化は、明治政府の主導した一八七四年（明治七）「医制」の制定と一連の施策によって、ようやく本格的な達成に至る。

文献一覧

富士川游『日本疾病史』平凡社東洋文庫、一九六九年（初版：吐鳳堂書店、一九一二年）
酒井シヅ「近世社会とコレラ」同編『疾病の時代』大修館書店、一九九九年
梅溪　昇『緒方洪庵』吉川弘文館、二〇一六年
海原　亮「日本近世における疫病流行と医療環境」『歴史学研究』一〇〇三号、二〇二〇年

環境・感染症・公衆衛生——新型コロナウイルス感染症と中国医療社会史研究

福士　由紀

二〇一九年末、中国でヒトへの感染が確認された新型コロナウイルスは、またたくまに世界各地へ広まり、本稿執筆時の二〇二〇年八月においても、その勢いはとどまる気配がない。本稿では、中国における感染症と人々の関係の歴史を検討してきた医療社会史研究の成果をふまえつつ、今回の新型コロナウイルス感染症の世界的流行という経験が、この領域の研究に対し、どのような研究視角や論点を新しく、あるいはあらためて示したのか、考えてみたい。

一　環境と健康

人間の活動範囲が拡大し、人間社会と自然環境・動植物との関係の変化のなかで、動物に寄生するウイルスや環境由来の病原体が、人間に寄生し病原性を発揮する「開発原病」という見方は、今回の新型コロナウイルス感染症の流行のなかでも指摘されている［塚原 二〇二〇］。人類が、農耕や牧畜を始めて以来、環境や動物に由来する病原体が人間に感染し、人間の間での「病気」となってきたことはよく知られており、ウシ由来の麻疹やトリ由来のインフルエンザなどはこれにあたる。近代期に入ると、帝国主義の拡大と交通手段の発展によるヒトやモノの移動の活性化、都市化の進展にともない、こうした感染症が世界的に流行するという現象が幾度も起こった。そして、近年においては、一九九七年にはニパウイルスが出現し、二〇〇三年にはSARS、二〇〇四年にはH5N1亜型鳥インフルエンザ、二〇〇九年には新型インフルエンザと、新興感染症の出現が相次いだのに加え、デング熱などの再興感染症の流行もみられた。今回の新型コロナウイルス感染症のパンデミックという経験は、人間社会と環境・動植物とのかかわりの歴史をあらためて考えてみる必要を感じさせた。

人間社会の環境への働きかけと、それによる人間の健康への影響といった問題を歴史的に考えるさい、環境史的視点をもった諸研究の成果はヒントを与えてくれる。古代の中国において、黄河平原を中心とした北方から華中・華南への人々の進出は、比較的時間を要したとされる。マクニールは、その理由として、温暖湿潤な華中・華南に特有の寄生生物の可能性を指摘している［マクニール 二〇一四：第三章］。南方へ進出した人々は、こうした環境由来の疾病に悩まされながらも、活動範囲をさらに拡大していった。灌漑による農地の拡大は、病原の媒介者となる蚊や巻貝に生息地を提供した［飯島 二〇二〇：一三二］。人々の活動範囲の拡大は、地域の生態系に影響を及ぼすものであり、野生生物の生息地の縮小と表裏の関係にあったことは、いくつかの環境史研究の成果が示している［上田 二〇〇二、Elvin 2004］。

中国の歴史におけるペストの流行は、人間活動の拡大が、感染症の流行をもたらした典型的な事例の一つだろう。中国大陸には、ペストの自然疫源地とされるげっ歯類の集住地域がいくつかあるとされている。インドと中国の間のヒマラヤ山麓、東南アジアと国境を接する雲南省や、福建・広東省などの東南沿海部、中国東北部の草原地帯などがこれにあたる。曹樹基・李玉尚は、各種の歴史文献の分析をとおして、戦争や災害、農地や交通路の開発によりげっ歯類の生息地が攪乱され、人間との接触機会が増え、その結果、ヒトへのペストの感染と流行が起きた事例が歴史上何度も確認できること、また、経済活動の活発化にともない、地域内外を結ぶ交通ルートが整備され、人々の移動が活性化するなかで、ペストの流行範囲は拡大し、流行速度も加速したことなどを指摘している［曹・李 二〇〇四］。

一九世紀半ばの開港以後、中国が世界経済とより緊密に結びつけられると、ヒトの移動や貿易ルートにのって、ペストは世界的に拡大した。人々が集住する都市化の進展も感染症の流行に拍車をかけた。一八九四年、香港で大流行したペストは、上海・天津といった中国の港湾都市、東南アジア、台湾、日本の港湾都市、インド、アフリカ、ハワイ、北米へと広まった［永島ほか 二〇一七］。

中国から世界へ広まる感染症もあれば、世界各地から中国へと持ち込まれる感染症も増大した。コレラはインドの風土病であったが、一九世紀には世界各地に広まり、中国では土着化し、二〇世紀半ばまで慢性的に流行した。

こうした感染症の流行の一方で、一九世紀から二〇世紀、各種の感染症の病原や感染経路、治療や予防に関する知見と技術は深化し、人間社会は感染症の恐怖から一定程度逃れることができるようになった。居住環境の整備や安全な水の供給と管理、ワクチンや抗生物質などの医薬品により、人々はより安全かつ健康に暮らせるようになったようにみえる。しかし、近年、上述のように新興感染症が相次いで出現し、今日では、新型コロナウイルス感染症が世界中で流行している。一九九八年にマレーシアで発生したニパウイルスは、ウイルスの自然宿主であるコウモリの生息地である森を切り開いて設置した養豚場においてブタからヒトへと感染したとされる［加来 二〇〇五］。ＳＡＲＳや新型コロナウイルス感染症は、こうした新興感染症が先進国を含む世界中に容易に拡散することを示した。

従来の医療社会史研究では、感染症が人間社会にもたらした被害や、人間社会が感染症をいかにコントロールしてきたのか、感染症のコントロールは社会体制にどのような影響を及ぼしたのか、といった点に着目した議論が主流であったように思う。だが、近年の新興感染症の相次ぐ出現や、今日の新型コロナウイルスの大流行は、医療社会史研究においても、環境と人々の生活・経済活動・健康の関係の歴史的変化を、背後にある社会経済的・文化的条件にも注目しつつあらためて見つめなおすことを求めている。

二　衛生行政と社会管理

中国における衛生制度の展開

中国での患者の発生以後、世界的に広まった新型コロナウイルス感染症は、各国・各地域における防疫体制や公衆衛生、医療制度のあり方を浮き彫りにした。これらはそれぞれの地域における歴史的経験の上に形成されたものであり、その意味では、現状に至る衛生制度や医療制度の形成の歴史的展開と、各地域間の比較史的研究があらためて重要であることを感じさせた。

中国の新型コロナウイルス感染症への対応は、初動の対策の遅れや、情報の隠ぺいや情報公開の遅れに対する内外からの批判を受けつつも、現状においては一定程度、国内での感染拡大を抑え込んでいるようにみえる。

伝統中国社会においては、感染症への対応は、王朝や官といった国家機構よりも、地域エリートや、彼らを中心に組織された慈善団体といった民間組織によって多くが担われてきた。国家を中心として感染症対策が行われる体制は、二〇世紀初頭以後、徐々に形成されていった。一九二〇年代末に成立した南京国民政府は、中央衛生行政機関の下、各省・特別市、市・県に地方衛生行政機関を設けて衛生事業を担う中央集権的な衛生行政システムの制度化を図った。こうした衛生行政制度の大枠は、日中戦争・国共内戦を経て樹立された中華人民共和国にも受け継がれ、さらに一九五〇～一九六〇年代には広範な農村部への医療衛生システムの普及も進められた。

感染症の流行時に、政府が主導する防疫政策を、住民個々のレベルまでいかに浸透させるか。そのあり方の変遷からは、中国社会の変化の一端を垣間見ることができるように思う。過去において、防疫政策がどのように実施されてきたのかの具体的展開をたどってみることで、今回の感染症対策の歴史的位相や、中国の公衆衛生の特徴に迫ることもできるだろう。

近代上海のコレラ防疫

一例として、近代期の上海におけるコレラ防疫についてみてみよう。一九世紀半ばの開港以来、国際的な貿易港として成長した上海では、急激な都市化のなかで、さまざまな感染症が流行した。コレラもその一つである。コレラへの対策としては、清潔な水を供給する上水道の整備が重要であったが、水の供給は民間の水道会社が担っており、市内一律に清潔な水を普及させることは難しかった。国際貿易港である上海でのコレラの流行は、上海や中国の問題というだけでなく、国際的な問題ともみなされ、一九三〇年代には、国際連盟保健機関の支援の下、大規模なコレラ対策が行われた。この時の対策の主な手段は、市民へのコレラ・ワクチンの投与であり、これは一九五〇年代まで続けられた［福士 二〇一〇］。

市民個々人へのコレラ・ワクチン投与の方法は、行政主体によりさまざまだった。一九三〇年代、上海特別市では、学校や工場、各種団体、機関などでの組織ごとのワクチン投与のほか、こうした組織に属さない市民を対象に、自動車を用いた可動式のワクチン接種隊が組織され、路上で希望者へのワクチン投与が行われた。さらに、棚戸とよばれる粗末な家屋に居住する貧民が密集する地区では、公安局員をワクチン接種隊に同行させ、居住者への強制的な投与も行われた。

日中戦争期、日本の上海占領後、ワクチン投与は、職場組織以外に、保甲制度を利用して進められた。保甲制度は、戸を基本単位とし、一般的には十戸が一甲、十甲が一保というように十進法で戸口を編成するものであり、清朝までの諸王朝により実施され、戸籍管理や治安維持の機能をもたされていた。近代期の上海では、租界が置かれていたこともあり、この保甲制度は導入されていなかったが、日本軍による租界の占領後、全上海での保甲の編成が行われ、住民の統制や治安維持、ヒトやモノの徴発に用いられた。コレラ防疫に関しても、保甲組織を通じた個々の住民へのワクチン投与勧告や、防疫のための補助スタッフの徴発が行われた。さらに、個々の住民に対し、ワクチン接種証明書を発行し、食糧購入時や移動のさいの提示を義務化することで、ワクチンを受けることを半ば強制化した。

日中戦争後の上海においても、保甲制度が引き継がれた。戦後、上海に復帰した国民党政府は、日中戦争期に警察の管轄にあった保甲機構を民政の管轄に移し、自治の機能をもたせた。しかし、戦後の激しいインフレ、民衆運動の激化、国共内戦のなかで、保甲制度は民衆統制の側面が強化され、自治機能の発揮は不十分なものにとどまったという［石島 二〇〇九］。この時期にも保甲組織を利用した防疫活動が展開されている。コレラ・ワクチンの投与数だけでいえば、一九四六年、四七年には全市民のおよそ半数に投与が行われた。

一九四九年、国共内戦に勝利し、上海を支配した共産党は、保甲を徐々に廃止し、単位を中心とした住民管理を進めた。単位とは、工場・商店・学校・病院・文化団体・党政府機関などのすべての職場であり、所属人員には単位を通じて医療や衛生サービスを含む社会福利保障が供給された。他方、こうした単位に属さない人々は、市内の居住区ごとに組織された居民委員会によって管理された。居民委員会は、区政府の下に設けられた街道弁事処の指導を受けるものとされ、内部に総務、娯楽、福利、衛生、安全の五組が設けられた。

単位から社区へ

単位は、衛生防疫政策を個々の住民に浸透させるチャネルとなったと同時に、個々人を衛生防疫政策に動員するチャネルともなった。その大きなきっかけとなったのが、一九五二年の「反細菌戦」だった。一九五二年、朝鮮戦争の最中、米軍が細菌戦を実施したとの報道が流れた。これに対応するため、中央防疫委員会の指導の下、各地では単位や居民委員会をとおして、人々はデモ行進や害虫駆除などの活動に動員された。緊急性・戦時的色彩を帯びた「反細菌戦」は、やがて日常生活とかかわる衛生運動に変化し、愛国衛生運動とよばれた。一九五二年末、中華人民共和国の衛生行政の三大方針「労働者・農民・兵士に向き合う」「予防を主とする」「中国医学と西洋医学の結合」に、「大衆運動との結合」が加えられた。この「大衆運動との結合」とはすなわち、大衆を、予防の対象としてだけではなく、予防の実施主体とすることを意味した。運動への参加は、衛生や健康問題への人々の認識を深化させることにもつながった［楊 二〇〇六：第八章］。愛国衛生運動は、朝鮮戦争休戦後も継続された。一九八九年には愛国衛生月制度が設けられ、大衆の衛生保持活動への動員・参加が現在でも恒常的に行われている。

改革開放以後、単位を中心とした社会管理体制は変化した。国営企業の改革や、人々の働き方、生活様式が多様化するなかで、従来の単位を基盤とした社会福利保障の実施が困難となり、これらの機能は社区の居民委員会へと移行された。社区とは、街道以下に置かれた最も基層的なコミュニティであり、一般には千から三千世帯ほどが所属している。従来の居民委員会は、単位に属さない人々の組織化や管理を職掌としていたが、社区居民委員会は、地域の住民全体を対象とするものとして位置づけられている。社区居民委員会の職掌は多岐にわたるが、政府に協力して、住民の利益に関係する公共衛生の仕事を行うこともその一つとされている［南 二〇一三：三三二］。

二〇二〇年一月、新型コロナウイルスの感染が拡大するなかで、中国政府は武漢の都市封鎖に踏み切り、またその他の地域でも厳格な防疫体制をとった。こうしたなかで、個々の住民の生活に最も近いレベルで活動したのが社区居民委員会である。

新型コロナウイルス感染症の一定程度の抑制に成功した後、中国政府が発表した白書『抗撃新冠肺炎疫情的中国行動白皮書』は、社区を、「基礎防衛線」・「抗疫トーチカ」として位置づけている。社区は、何棟かの団地など一定区画の居住地区を範囲としており、社区を単位とした住民の健康状態の確認・管理や、人の出入りの管理が行われた。二月半ば以降、武漢では社区の「二十四時間封鎖管理」が行われ、医者にかかることと防疫にかかわる活動以外の社区からの外出が禁止されたが、そのさい、住民の生活の保障は社区を中心になされた［中華人民共和国国務院新聞辦公室 二〇二〇］。武漢の都市封鎖期間中の日常をつづった作家・方方のブログ日記でも、社区職員による住民の健康状態の確認や、高齢者の独居世帯に対するケア、各地から寄付された野菜などの住民への分配、住民により購入された日用品の各戸への運搬などに尽力する社区職員の姿が描かれている［方方 二〇二〇］。

中国における近代以降の衛生事業の展開からは、住民統制システムや社会管理システムと衛生事業を強固に結びつけ、衛生政策の浸透を図ってきた様相をみてとることができ、こうした流れのなかに今日の防疫事業を位置づけることもできるだろう。だが一方で、この間、中国社会は大きく変化した。人々の生活水準の向上や、生活様式の変化は、医療衛生行政へのニーズや健康問題への認識にも影響したのではないだろうか。衛生運動や教育などの教化に加え、人々の日常生活や健康観・身体観の変化をふまえて、あらためて感染症と人々の関係の歴史を検討してみる必要があるだろう。

文献一覧

飯島　渉「感染症と文明、その中国的文脈について」『現代思想』第四八巻第七号、二〇二〇年
石島紀之「保甲制度から居民委員会へ――上海基層社会の転換」日本上海史研究会編『建国前後の上海』研文出版、二〇〇九年
上田　信『トラが語る中国史――エコロジカル・ヒストリーの可能性』山川出版社、二〇〇二年
加来義浩「ニパウィルス感染症の最新の知見」『モダンメディア』五一巻一〇号、二〇〇五年
曹樹基・李玉尚『鼠疫：戦争與和平――中国的環境與社会変遷（一二三〇〜一九六〇年）』山東画報出版社、二〇〇六年
中華人民共和国国務院新聞辦公室『「抗撃新冠肺炎疫情的中国行動」白皮書』二〇二〇年六月（https://www.fmprc.gov.cn/ce/celk/chn/xwdt/P020200608530392010040.pdf（二〇二〇年八月三一日閲覧）
塚原東吾「コロナから発せられる問い――二一世紀のコロンブス的交換、「人新世」における「自然」」『現代思想』第四八巻第七号、

二〇二〇年
永島剛ほか編『衛生と近代――ペスト流行にみる東アジアの統治・医療・社会』法政大学出版局、二〇一七年
福士由紀『近代上海と公衆衛生――防疫の都市社会史』御茶の水書房、二〇一〇年
方方日记全文第一部分【一月二五日―二月二二日】http://www.uscnpm.com/model_item.html?action=view&table=article&id=21281（二〇二〇年八月三一日閲覧）
方方日记全文第二部分【二月二三日―三月二四日】http://cn3.uscnpm.org/model_item.html?action=view&table=article&id=21282（二〇二〇年八月三一日閲覧）
マクニール、ウィリアム・H『疾病と世界史（上）』佐々木昭夫訳、中公文庫、二〇一四年（第五刷）。
南　裕子「中国都市社会の変動と住民組織の機能――社区居民委員会リーダーの行動と役割意識から」『人文・自然研究』第七号、二〇一三年
楊念群『再造「病人」――中西冲突下的空間政治（一八三二―一九八五）』中国人民大学出版社、二〇〇六年
Elvin, Mark, *The Retreat of the Elephants: An Environmental History of China*, Yale University Press, 2004.

第三章　感染症をめぐる政治と社会の分断・緊張

新型コロナウイルスの副作用――「感染症の人種化（racialization）」

中澤　達哉

問題設定

一九世紀フランスの詩人シャルル・ボードレールは、未完の作のなかで次の言葉を残している。

われわれはすべて、骨の中に黴毒《ばい》をもつように、血管の中に共和主義の精神をもっている。われわれは〈民主化〉され〈黴毒化〉されているのである［ボードレール　一九八七：三九四］。

評論家のスーザン・ソンタグによれば、反共和主義者や反民主主義者は、平等主義の時代の「不浄」を告発するためによく病気を利用した［ソンタグ　一九八二：八九］。「悪」の隠喩として最も多用されたのは、梅毒、結核、癌であったという。『ファシズムの大衆心理』におけるヴィルヘルム・ライヒの言にみるように、梅毒に対する社会の恐怖感は反ユダヤ主義の源泉となっていた。『我が闘争』が奇妙なほど梅毒に言及するのは、性的恐怖と政治的恐怖とがまさにこの病気に投影されていたからだという［ライヒ　一九八六：八一―八二、一四一―一四二、二四九］。

これに対して、流行病はどうであっただろうか。前述のソンタグによれば、個人にとどまらず社会全体に影響を与えると考えられた疫病の流行には、さらに極端な空想がついてまわった。たとえば、腺ペスト pestilence から派生した形容詞 pestilent は、一六世紀において「宗教、道徳、公の平安をおびやかす」、pestilential は「道徳的に有害な、破壊的な」という比喩的な意味をも獲得した。つまり、「悪」に対する感情が病気に投影され、「（それによって意味の豊かになった）病気が世界に逆投影される」ことになったのである［ソンタグ 一九八二：八八―八九］。

以上の研究蓄積にもとづくとき、ヨーロッパ史では、流行病は「社会に災厄をもたらす悪」の「隠喩」としてとらえられがちであったと指摘することができよう。つまり、反ユダヤ主義にみるように、疫病を想像することと異物を想像することとの間には常に関連性があったし、病気は必ず自分たち以外のどこか「他の外部から」発生するという無前提の常識さえ存在した。一九一八年の「スペイン」風邪、二〇二〇年の「武漢」ウイルスあるいは「中国」のウイルスといった名づけがそれである。

この小論では、新型コロナウイルス感染症（以下COVID―19）の拡大を受けて欧米諸国が発出した緊急事態宣言をめぐる政治的・社会的現象を類型化する。なかでも、東欧ハンガリーの政治権力が発した言説とその実践としての政策が、政治と社会の分断、少なくとも両者の間に緊張関係――「感染症の人種化」というCOVID―19の副作用――を生み出した点に着目したい。戦時と異なり疫病のパンデミック下で静かに進展するこの事態が、現代の民主主義と国民主権にとっていかなる意味をもつのか検討を試みたい。

一　緊急事態宣言と「感染症の人種化」

二〇二〇年三月半ばから四月初旬にかけて、各国政府は軒並み緊急事態宣言の発出に踏み切った。発出までの事情は各国ごとに異なり、それぞれに根深い国内事情を抱えていた。以下は、緊急事態宣言をめぐる各国の政治的特性を四つに類型化したものである。

（A）緊急事態を名目に、全権委任を実現し、権威主義体制を確立したハンガリー・イスラエル型、（B）地方自治体の要請はあったが、緊急事態宣言の発出を忌避しつづけた結果、中央政府が政治的に孤立する傾向をもったブラジル型、（C）従来の権威主義的権力機構に依存し、緊急対応条例を発出する中国型、（D）個人の自由や自由主義市場経済を重視するも、医療崩壊の危機を前に、緊急事態宣言に踏み切ることになったイタリア・ドイツ・イギリス・アメリカ型。

欧米に限定すれば、最も対極的な（A）と（D）のいずれかが各国の政治の主流を占めていた。（A）になるか（D）になるかは別として、緊急事態宣言の発出をめぐりこれら欧米諸国に共通する新たな課題となって浮上していたのが、以下の諸点であった。①感染症の人種化（racialization）、②難民・移民（申請者を含む）感染者に対する医療・健康政策、③難民・移民（申請者を含む）感染者のバイオポリティクス、④国境管理の厳格化・保護主義の活性化、⑤国際機関に代わる国民国家の行政的・財政的・情緒的な威信の復活（国民国家の復権）、⑥「感染＝自己責任」という新自由主義的理解の構造の明示化、⑦難民・移民・マイノリティ・帰国者の感染に対する自己責任論の適用とナショナリズムによるその差別化、⑧政治権力による住民の国民化（nationalization）、⑨資本主義の歴史的展開と感染症の関係、などである［Szjarto and Schwartzburg, April 8, 2020］。

紙幅の関係上、個々の詳細な検討は割愛するが、とりわけ①～④は相互に連関していたし、それゆえに⑤や⑧が論壇で声高に主張されるようになった。こうした新しい現象を⑨の資本主義の歴史的展開、すなわち新自由主義との関連で理解しようとする研究も増加し、この文脈から、⑥と⑦自己責任論も欧米各国で出現した（日本の「ネット私刑」現象に該当）。これらは、緊急事態宣言の発出前後に現れたＣＯＶＩＤ−19にかかわる特徴的な現象といえよう。

こうした緊急事態宣言をめぐる各国の二〇二〇年上半期の動向をみるとき、「緊急事態」という言説には、現況が抱える複雑さを一言に単純化してしまうことにその限界の一つがあると言わざるをえない。私たちは、歴史上の災害、疫病、戦時の非常事態下では微妙な差異が捨象され、事実が誤認されやすかったという事例を知っている。とくに、①の「感染症の人種化」はこの問題と密接にかかわる。これは、潜在的に存在する差別意識が疫病の蔓延とともに被差別者と疫病とを同一視することに現れるレイシズム、あるいは、被差別者を流行病のスケープゴートと認識することに現れるレイシズムと定義することができる。その差別意識は近現代の植民地主義を通じて複製されてきた。たとえば、スペイン風邪にさいして、アメリカでは黒人は「危険な細菌の巣」「ホモサピエンスの他の亜種のなかで最大の病気の蔓延者」「梅毒に浸った人種」などとみなされた一方、白人は「複雑で繊細な体」のために「ポリオに弱い」とも形容された。ほかも、天然痘を中国人に、新型インフルエンザをメキシコ人に、ごく近年ではＨＩＶをハイチ人と関連づける「疫病の人種化」の例が散見された［Jones 1993: 21, Sirleaf, April 7, 2020］。

こうした歴史的事実は、緊急事態宣言を発する権力ないしマジョリティ側の意図や選別が同宣言にアプリオリに含意されているということを意味し、保護の対象から零れ落ちる主体が存在することを表している。外出禁止令や都市封鎖（ロックダウン）の枠外に世界的に多くの人々が存在するという事態こそ、実際には緊急事態なのである。

二　政治と社会の緊張

さて、ここから、上記①の「感染症の人種化」を軸に、政治と社会の緊張関係ないし分断について、この問題がヨーロッパで最も鮮明に表れたハンガリーを事例に検証しよう。

ハンガリーは一九八九年の社会主義体制の崩壊以来、ポーランドとならび民主化プロセスを率先して歩んできた西側志向の強い国として知られる。しかし、現代歴史学では近年、東欧の八九年自体、「新自由主義への体制転換革命」であると理解される傾向がある［小沢・永原・鈴木 二〇一九：二二―二三］。同様に、田中宏は経済史の見地から、二〇一〇年以降のハンガリーには、新自由主義からの大きな逸脱、すなわち、新自由主義に金融ナショナリズム・国家主義との混成がみられるとする［田中 二〇一五：三九］。この現象は、小沢弘明が言うところの、現代国民国家が新自由主義に適応する過程における「国民競争国家」ないしは「市場国家」への変質とも形容することができるだろう［小沢 二〇一七：二八］。ハンガリーの現政権フィデス＝ハンガリー市民同盟（Fidesz-Magyar Polgári Szövetség）（以下フィデスと略記）の八九年以降の活動とその変容については、紙幅の関係上詳細な検証はできないが、上述の「新自由主義への国民国家の適応」という文脈から理解することが肝要である。

では、二〇二〇年のCOVID―19をめぐるハンガリーのオルバーン・ヴィクトル（Orbán Viktor、フィデス党首）政権の政策に目を向けよう。政府がコロナ対策措置を実行しはじめたのは三月九日である。この日、国内感染者が九人に達した段階（全人口九七七万人）で、政府は「コロナウイルスとの戦い」と銘打ち、総額八〇億ハンガリーフォリント（約二四〇〇万ユーロ）を拠出すると発表し、あわせて一一日には感染者一三名となったところで緊急事態宣言を発出した［以上 Hvg.hu. March 9, 11, 2020］。一三日には、学校・幼稚園・保育園の無期限閉鎖を宣言、続けて一八日には住宅ローンの支払い一時停止措置など負担軽減措置をも発表した［以上 Index. March 11, 19, 2020］。

こうした一連の政策が打ち出されるなかの同月三〇日、ハンガリー議会は「新型コロナウイルス対策法」を賛成一三七票・反対五三票で可決した（感染者数四九二名、検査数一万四一四六）。本法は、コロナ対策を名目に、首相への以下の無制限の権限委任をともなう非常事態法であった。その主要骨子は、以下の六項目に集約することができる。

（A）無期限の非常事態宣言、（B）追加の緊急措置発布を含む政令による統治、（C）議会一時停止、（D）非常事態終了まで選挙・国民投票の実施なし、（E）偽ニュース等の流布五年以下の懲役、（F）隔離からの逃亡八年以下の懲役。

首相が非常事態を宣言して全権を掌握することを意味する（A）～（D）は現代版の全権委任法ともよばれ、ゆえに民主主義規範の崩壊であるとして、国内の野党や知識人から強い批判を浴びた。権限強化の終了期限が規定されていなかったことから、独裁への首相の並々ならぬ意欲はもはや否定できないだろう。続けて四月一日には、EU加盟国のうちフランス、ドイツなどの一三カ国が「法の支配や民主主義、基本的人権などの原則が侵される危険性について深刻な懸念を抱く」との声明を発表した［AFP. April 3. 2020］。翌二日には、欧州議会内の中道右派政党「欧州人民党」（EPP）に加盟する各国の一三の政党がフィデスを除名するようEPPに求めた。（E）についても、「報道の自由」の侵犯にあたるとして、EUや欧米メディアから非難の的となった。

このように、政治と社会の緊張関係は、民主主義体制が一種の独裁をともなう権威主義体制に変容していく過程で生じた、COVID-19の副作用といえよう。

三　政治と社会の分断

とくに目を引くのは、全権委任直後の措置である。三月三一日、副首相シェムイェーン・ジョルト（Semjén Zsolt）は、ハンガリーで「サラダ法案」とよばれた五七の法改正を含む法律の導入を矢継ぎ早に表明した。監視・検閲をともなう芸術統制、トランスジェンダー権の剥奪、そして、移民排除などのコロナ問題とは本来無関係の措置をすべてコロナウイルスへの対応という名目で実施したのである［Szjarto and Schwartzburg. April 8. 2020］。

サラダ法案については、もとより右派的性向をもつフィデスの従来の綱領をコロナ危機を利用して実現に移したものとの分析がなされたが、少なくとも「移民排除」についてはその分析は正鵠を射るものである。現在の第二次オルバーン政権（二〇一〇～現在）は、二〇一五年のシリア難民問題以来、難民受け入れ反対の強硬派によって固められていたし、第一次オルバーン政権（一九九八～二〇〇二年）の二〇〇一年には、（国内の移民や難民より）第一次世界大戦敗戦をうけて締結されたトリアノン条約以前の旧ハンガリー王国の歴史的領域（現スロヴァキア・ルーマニア・クロアチア等）にいまも残るハンガリー系住民約三百万人に便宜供与を図り、その地位を本国と同様に保障する「地位法」を制定させていた［家田 二〇〇四：一五七―二〇五］。

以上から、オルバーン政権は、コロナウイルス対策法の施行前から、国民主義の観点から広く移民問題に着手しはじめていたものといえる（二〇一九年九月時点での移民総数約五二万二〇〇〇人）。二〇二〇年に限定しても、三月一日には首相国家安全保障顧問バコンディ・ジェルジ（Bakondi György）が記者会見の場で、亡命希望者の国境付近への無期限の接近停止を宣言したほか、「コロナウイルスと不法移民との間に一定の関連がある」［Montalto and Pálfi, March 3, 2020］との発言をし、一六日には全面的な国境閉鎖を実施した。ここで注視すべきは、この間、政府が「ウイルスの撲滅」と「移民の排除」を同列に置く発言をしつづけていたことである。これが一種のナショナルな感情に訴えることを目的とするポピュリスト的言説であったことは、以下の事実が物語る。じつは、バコンディが記者会見を行った三月一日の時点では、ハンガリーには感染例は報告されていなかった。つまり、ウイルスと移民を関連させる証拠はなかったのである。ようやく三月四日の統計でハンガリー初の感染者（イラン系留学生）一名が報告された。一八日の統計では合計七三人の感染者のなかに、九名のイラン系移民者が記録されている［Gall, March 19, 2020］。この前後から政府は、「イラン人は以前から非協力的である」ので「検疫し国外追放する」というように宣伝をエスカレートさせた。国内ＮＧＯの「ヘルシンキ委員会」は、これをヒステリーと形容し、「コロナ禍」という非常事態を創出してナショナルな危機感情をあおり移民や亡命の権利さえ剝奪したとして政府を強く批判した［Montalto and Pálfi, March 3, 2020］。こうした雰囲気のなかで三〇日には、以上のすべての措置が首相への全権委任によって実施可能となったのである。これに対して、約一〇万の民衆による反対デモが起こったことは国際メディアが伝えたとおりである。

COVID―19の副作用として政治と社会は真っ二つに分断された。これは「コロナ禍」と銘打ち政府が国民の純化に着手し、緊急事態の名のもとに国民の枠組みを（マイノリティを除外するかたちで）意図的に改編したことを意味する。ウイルスを排除するように、国内に住む移民あるいは国境で待機させられる難民が国民（あるいは国民となる存在）から排除されたのである。冒頭で言及した「感染症の人種化」は、ハンガリーでは以上の文脈のもとで成立したのである。

おわりに

COVID―19をめぐる政治と社会の緊張および分断――感染症の人種化――は、①危機的状況における民主主義の機能不全と、②国民の境界の恣意的な変更とがいとも簡単におこることを、私たちに示唆することになった。不変と思われる既存の諸原理・諸価値こそじつは脆いものであること、その不断のチェックと改良が求められることを私たちに意識させたのである。「コロナ禍」は、現代歴史学に対して、民主主義や国民主権に対する私たちの惰性的な認識を根本から問い直すほどの総点検を求めているといえる。

ここで①を敷衍するならば、かつてカール・シュミットは、非常事態などの例外的な状況においては、誰かが現況を「例外の状態」であると決定し、それ以前の規則を一時停止することになると述べた［シュミット 一九七一：三〇］。主権の制限や非常事態時の大権など、ナチ、さらには、古代ローマのディクタトール（独裁官）にまでさかのぼるこの古くて新しい課題……。ハンガリーにおけるCOVID―19は、民主主義と独裁ないし権威主義との間には、紙一重のぎりぎりの緊張関係が存在するという事実を、再び私たちの眼前に露骨なまでに突きつけたのである。幸いにも六月一七日に首相への全権委任措置は解除されたが……。

一方で②は、現代国家による国民とはなにか、はたまた、国民主権とはなにかを問うている。国民の境界の変更は、現代（国民）国家における福祉の対象はいったいだれなのか、という国民主権の内包と外延の議論と表裏一体をなす。その際、グンター・ミュルダールの「福祉国家は国民主義的である」〔ミュルダール 一九六〇：二〇八〕との言をあらためて想起せざるをえない。私たちが、疫病下で移民をウイルスにみたて法的に除外しようとする「国民の静かな純化」を垣間見たからである。

文献一覧

家田　修「ハンガリーにおける新国民形成と地位法の制定」『スラヴ研究』第五一号、二〇〇四年

田中　宏「ハンガリーが辿り着いた先――国家資本主義3.0」『季刊経済理論』第五二巻第二号、二〇一五年

小沢弘明「新自由主義の時代と歴史学の課題Ⅰ」歴史学研究会編『第四次　現代歴史学の成果と課題』（第一巻「新自由主義時代の歴史学」）績文堂出版、二〇一七年

小沢弘明・永原陽子・鈴木茂「〈鼎談〉一九八九年を世界史的に考える」『思想』一一四六号、二〇一九年

シュミット、カール『政治神学』田中浩・原田武雄訳、未来社、一九七一年

ソンタグ、スーザン『隠喩としての病い』富山太佳夫訳、みすず書房、一九八二年

ボードレール、シャルル『ボードレール全集』阿部良雄訳、筑摩書房、一九八七年

ミュルダール、グンター『福祉国家を超えて――福祉国家での経済計画とその国際的意味関連』北川一雄監訳、ダイヤモンド社、一九六〇年

ライヒ、ヴィルヘルム『ファシズムの大衆心理（上）』平田武靖訳、せりか書房、一九八六年

New York Times, January 11, 2018, URL: https://www.nytimes.com/2018/01/11/us/politics/trump-shithole-countries.html

Jones, James H. *Bad blood: The Tuskegee Syphilis Experiment*, Free Press, 1993.

AFP, April 3, 2020, URL: https://www.afpbb.com/articles/-/3276990?pid=22270990

Hungarian Government, March 1, 2020, URL: https://www.kormany.hu/en/news/hungary-to-suspend-admission-of-illegal-migrants-to-transit-zone-indefinitely

Hvg.hu, March 9, 11, 2020, URL: https://hvg.hu/itthon/20200309_koronavirus_kormany_operativ_torzs_tamogatas, https://hvg.hu/itthon/20200311_Koronavirus_kihirdette_a_veszelyhelyzet_a_kormany

Index, March 11, 19, 2020, URL: https://index.hu/english/2020/03/13/hungary_coronavirus_viktor_orban_announcement/, https://index.hu/english/2020/03/19/hungary_coronavirus_economic_relief_package_details_reactions/

Montalto, Lillo, and Pálfi, Rita, "Orban uses coronavirus as excuse to suspend asylum rights in Hungary," *Euronews*（March 3, 2020）, URL: https://www.euronews.com/2020/03/03/orban-uses-coronavirus-as-excuse-to-suspend-asylum-rights-in-hungary

Gall, Lydia, "Hungary weaponizes coronavirus to stoke xenophobia," *Human rights watch*（March 19, 2020）, URL: https://www.hrw.org/news/2020/03/19/hungary-weaponizes-coronavirus-stoke-xenophobia

Sirleaf, Matiangai, "COVID-19 Symposium: COVID-19 and the Racialization of Diseases（Part I）," *OpinioJuris*（April 7, 2020）, http://opiniojuris.org/2020/04/07/covid-19-symposium-covid-19-and-the-racialization-of-diseases-part-i/

Szijarto, Imre, and Schwartzburg, Rosa, "Viktor Orbán is using the coronavirus emergency to crush minorities," *Jacobin*（April 8, 2020）, URL: https://jacobinmag.com/2020/04/viktor-orban-coronavirus-pandemic-hungary-authoritarianism

Skey, Michael, and Jiménez-Martínez, César, "Coronavirus reveals how important the nation is to our daily lives," *The Conversation*（April 9, 2020）, URL: https://theconversation.com/coronavirus-reveals-how-important-the-nation-is-to-our-daily-lives-135125

Berkhead, Samantha, "Moscow's coronavirus lockdown leaves the homeless out in the cold," *The Moscow Times*（April 10, 2020）, URL: https://www.themoscowtimes.com/2020/04/10/moscows-coronavirus-lockdown-leaves-the-homeless-out-in-the-cold-a69927

Favell, Adrian, and Recchi, Ettore, "Mobilities, noe-nationalism and the lockdown of Europe: will the European Union survive?,"

Compas (April 14, 2020), URL: https://www.compas.ox.ac.uk/2020/mobilities-and-the-lockdown-of-europe-will-the-european-union-survive/

Haxhiu, Andi, "Renewed scapegoating: Political rhetoric and the other in a time of pandemic," *Nationalism Studies* (Jun 8, 2020), URL: http://nationalism-studies.sps.ed.ac.uk/2020/06/08/renewed-scapegoating-political-rhetoric-and-the-other-in-times-of-pandemic/

（上記ＵＲＬはすべて二〇二〇年八月二七日閲覧）

パンデミックに対峙する福祉国家の経験
――「フォルク」の両義性に揺れるスウェーデンの選択

古谷　大輔

一　コロナウイルスへのスウェーデンの対応をめぐる謎
――なぜ人々は政府を信用して自主的に生きるのか

コロナウイルスの感染拡大へのヨーロッパ各国政府の対応が外出禁止や都市封鎖など強制的に人々の行動に制限を求めたのに対して、そうした強制を人々に求めないスウェーデン政府の対策は日本でも注目されている。日本では集団免疫の獲得という観点からスウェーデン政府の対応を理解しようとする傾向があるが、スウェーデンに生きる者たちの見解は異なり、長期的な観点から人々と社会が耐えられる持続可能な対策が選択されたと説明されている［翁二〇二〇］。

しかし、この数カ月の間で対策に変化がなかったわけではない。人口一〇二〇万人強のスウェーデンでは、二〇二〇年九月現在で感染者の数は九万人程度、死亡者数は五八〇〇人強を数える。人口一〇〇万人あたりの死者数が五八〇人ほどという割合を隣国のデンマークの一〇〇人程度、ノルウェーやフィンランドの五〇〜六〇人程度と比べれば、スウェーデンの数値は高い。スウェーデンでは高齢者ホームへの感染拡大から高齢者を中心に死者数が増えたため、介護施設への訪問制限や五〇人以上の集会禁止など、対策の厳格化が図られた［清水 二〇二〇a］。対策の変化のなかでも外国にルーツをもつ市民への対応は興味深い。スウェーデン政府の感染対策を主導する公衆衛生庁は外国にルーツをもつ市民の間で感染者や死者の数が多いことを明らかにし、公衆衛生庁や地方自治体はスウェーデン語以外の言語を通じたコロナウイルス関連の情報配信に努めるようになった。高齢者対策の失敗や非スウェーデン語系市民への対応の遅れから公衆衛生庁への批判はみられるが、「移民」排斥を主張するスウェーデン民主党のような政治勢力が批判の矛先を外国にルーツをもつ市民へ向けるような事態は現時点まで表だってみられない。

数多くの報道を見渡すと、スウェーデン政府の対応が医療体制を崩壊させない範囲で人々の生活を担保する社会経済の活動を持続させるための選択だったという点については衆目が一致している。そして、社会的分断を表面化させることなくスウェーデン市民の間でこうした対策が容認されている背景については、市民の政府に対する信用度の高さや市民の自主性が尊重される社会のあり方などを指摘するだけでおおかたの説明は回収されてしまう。それらを指摘するだけでは、国家と市民との関係について似たような性格をもつ北欧の近隣諸国と比べ、スウェーデンだけが緩やかにみえる対策を採用しつづけられるのかを説明することにはならないだろう。そこで、こうした問題を議論する一助となるよう、本稿では福祉の対象とされてきた「フォルク（folk）」概念に注目しながらスウェーデンにおける福祉国家の経験を回顧することで、コロナウイルスへの独自の対応に至った背景を示したい。

二　パンデミックで先鋭化する社会的分断の主張
――スペイン風邪は新たな言説を用意する踏み台となる

スウェーデンの福祉国家の歴史は一九世紀後半の工業化を背景に深刻化した貧困問題から説き起こされるのが常で

ある［岡沢 一九九二］。性的マイノリティや宗教的マイノリティの問題など、古くからの社会秩序に隠蔽されてきた分断の要因は数多く確認できるだろう。しかし最も深刻な分断としてまずは貧困問題を主張し、その是正を求める声が、スウェーデン社会民主労働党と結託しながらこれを政治問題として主張できる者たちからあがった。民主主義にもとづく政治制度は二〇世紀初頭には実現されていたが、福祉国家の本格的な建設は社会民主労働党が単独与党となって政権を担うこととなった一九三二年を待たねばならない。その間には第一次世界大戦を挟んで二十年近くの空白がある。単独与党として社会民主労働党政権が成立した一九三二年は世界恐慌の時期とも一致するため、概説的には福祉国家の建設が世界恐慌によって深刻の度を増した貧困問題に対して所得の公平な分配をめざすことから出発したと説明される。

しかし労働者たちと社会民主主義勢力による分断の是正をめぐる主張は、この空白にみえる時期に新たな言説を獲得している。次節で扱う「フォルクの家（folkhem）」という言説である。日本では「国民の家」と訳されるこの言説は、一九三二年以降の社会民主労働党単独政権において首班を務めた同党党首P・A・ハーンソンが一九二八年一月に王国議会第二院で行った演説で示したものと説明され、スウェーデンの福祉国家の歴史を議論する場合に最も重要なキーワードとされている。だがそれは社会民主主義勢力が独自に創造した言説ではない。たとえば、地政学概念を生み出したことで知られる政治学者R・チェレーンは、一九一五年に『国民主義と社会主義』と題されたエッセーのなかで「フォルクの家」を唱えている［Kjellén 1915］。保守主義勢力を代表する政治家としても知られたチェレーンと社会民主主義勢力を率いるハーンソンとの間での「フォルク」の違いは次節でふれるが、社会的分断の是正を主張した人々は、ときに「国民／民族」とも「人民」とも邦訳される「フォルク」という言葉を用いながら、各々が理想とするスウェーデン国家の姿を描き出すことになる。

空白にみえる時期には、貧困を社会的分断の最たる要因として意識させる事案が頻発した。とりわけ第一次世界大戦の経験は大きい。スウェーデンは中立の立場を採り参戦することはなかったが、周辺諸国との経済関係が縮小したため経済状況は悪化した。とりわけ協商国による海上封鎖やドイツによる無制限潜水艦作戦に加え凶作が重なった一九一七年の食糧事情は深刻で、対岸のロシア革命の動向をにらみつつスウェーデン各地で食糧騒擾が頻発した。こうした情勢に一九一八年夏以降、スペイン風邪の流行が畳みかける。健常者と罹患者との隔離を軸に医療従事者の増強や医療施設の増設が進められたが、スペイン風邪の死者数は当時の人口約五八〇万人の〇・六％にあたる三万五〇〇〇人ほどに達した。公的機関に従事する者たちはパニックの誘発を恐れ、市民たちに伝えられるスペイン風邪の情報を制限していた。それゆえ、近年に至るまでスウェーデンにおけるスペイン風邪流行の説明では「経済活動を停滞させ、その結果として貧困問題を深刻化させた」といった定型的な解釈が繰り返されてきた［Åman 1990］。

しかし二〇一〇年代に各地の文書館に保存された資料を丹念に分析する研究が相次ぎ、その実像が明らかにされつつある［Karlsson, Nilsson, Pichler 2014］。たとえば、ノルウェーとの国境に位置する内陸のイェムトランドはスウェーデン国内で感染者の数が最も多かった地域で、その中心都市ウステシュンドは「スペイン風邪の首都」とよばれた。ウステシュンドはスウェーデン内陸における鉄道交通網の要地であり、第一次世界大戦中には一万五〇〇〇人規模の兵士が駐屯して狭い市域には人々が密集していた。ウステシュンドはヘラジカ猟をはじめ野外娯楽に興じる富裕層が訪れる観光地としても知られているが、他方で折からの食糧不足に苦しむ市井の人々の生活環境は劣悪だった。騒擾や示威活動の頻発に対して観光収入のあるウステシュンド市当局はスウェーデン政府の許可なく税収を引き出し、学校を病院に改装するなど独自策を講じた。

このウステシュンドの例は駐屯する兵士や全国から集まる富裕層を対象とした産業は維持されている一方で、流行当初は市当局にもたらされた税収が感染症対策に活かされていなかった事実を物語っている。スウェーデン全国を対象とした近年の研究でも、企業活動の資本収益は大幅な下落はみられなかったものの、一九一八年以降に増設されていった救貧施設に入所する人々の数が増加したことが確認されている。一九世紀後半以降、老齢年金や疾病保険などの社会保障の実現が図られ、一九一三年には国民年金法も制定されていた。しかし、そのような政策だけでは食糧不足や疫病に苛まれる人々の救済にはつながらない。ウステシュンドの例は自治体が独自の裁量で税収を分配して人々の救済を図った先例として全国的に注目されていく。スウェーデンにおけるスペイン風邪の経験は、人々の間で意識されていた貧困による社会的分断への意識を先鋭化させるとともに、是正のための原資として持続的な経済活動が必要であることも意識させるものとなった。

三　社会的分断を隠蔽する「フォルクの家」言説——福祉の対象は「国民」か「人民」か

第一次世界大戦中の食糧騒擾とスペイン風邪の経験は、社会民主主義勢力を中心に社会的分断の最たる要因として貧困をあらためて主張させる契機となった。これを機に目標とすべき国家像を表す言説として「フォルクの家」がスウェーデン史の前面に登場する。そもそも「フォルクの家」は政治的言説と関係のない言葉だった。その起源はストックホルムにあるアドルフ・フレドリクス教会の会徒たちが教養の向上に資する余暇の場を提供する目的で一八九五年に創設した施設である。そのモデルは世紀転換期のドイツ諸都市で造られた自助施設「フォルクの家（Volksheim）」とされている［Åsbrink 2018］。

「フォルクの家」が具体的な社会活動を意味する言葉から離れて抽象的な言説へ転換するのは第一次世界大戦中のことである。上述したチェレーンを筆頭に保守主義勢力は「フォルクの家」を掲げたが、それは社会主義勢力との政治抗争のなかで編み出された。チェレーンの場合には、労働運動の国際的な団結に期待して平和を主張した当時の社会民主労働党党首J・ブランティングを攻撃する言説として「フォルクの家」が主張されている。来るべき戦争への態度表明は当時のスウェーデン政界で政治問題化していたが、チェレーンは「古くからの祖先を共にするスウェーデン国民／民族にとって将来実現されるべき家」として「フォルクの家」を定義し、これを実現するためにはナショナリズムの強化が必要であり、そのためには戦争は正しい選択であると主張した［Kjellén 1915］。このチェレーンの主張における「フォルク」の意味は「国民／民族」と理解されるべきものだろう。

これに対してハーンソンは、保守主義勢力が用いた「国民／民族の家」とは異なる意味として一九二五年頃から「フォルクの家」を唱え始める。それは平等に市民権を有する人々の幸福を保障するために民主主義によって築かれる「家」である。「家の礎は共に支え合う心と共に思いやる心にある」との一節で有名な一九二八年の演説では、「良き家には平等、配慮、協力、扶助があり、それを人民ないし市民の家（folk- och medborgarhemmet）に適用することは……社会的あるいは経済的な障壁を打ち崩すことを意味する」と語られている［Andersson 2008］。国民性や民族性を根拠にスウェーデンの一体性を主張したチェレーンとは異なり、ハーンソンの場合には、福祉を通じた社会的分断の相克が明白に意識されている。ハーンソンの「フォルクの家」論では、民主主義の実現が経済でも図られるべきとの指摘が重視された。それは労働者の企業経営への参画など、福祉政策の原資となる持続的な経済活動を維持するために社会民主労働党政権が実行した改革の通奏低音となった。

一九二八年の演説では「市民の家（medborgarhemmet）」という表現が全文中で一一箇所と多用されたが、その後の保守勢力との議論のなかで「フォルクの家」という表現が定着する。「市民の家」という彼の当初の意図にもとづけば、ハーンソンの主張における「フォルク」の意味は市民権を平等に認められた「人民」と理解すべきものだろう。しかし「フォルクの家」を「人民の家」とだけ理解するには留保すべき事実もある。一九三二年の内閣首班への指名以降、ハーンソンはドイツにおけるナチの言説を意識しながら「フォルク」論を展開する。たとえば、ナチが権力を掌握した翌年の一九三四年に行われた演説では「民主主義と民族共同体（Volksgemeinschaften/folkgemenskapen）は今日賞賛されるべき言葉であり……本来の意味での民族共同体は権利、機会、義務の平等にもとづいてのみ築かれる」と述べられている［Johansson 1987］。これはナチ信奉者が多かった保守主義勢力の支持を得るべく語られたものだが、社会民主主義勢力と保守主義勢力との間で共有された「フォルク」という言葉がもつ両義性をふまえ、スウェーデン国民の民族主義的な結合とスウェーデン市民の民主主義的な結合という二つの意味が結びつけられている。

スウェーデンにおける社会的分断の相克への試みは、人々の生活や行動に単一の「フォルク」の型への同質化を強制する傾向があった。民族共同体と民主主義社会のハイブリッド形態として「フォルクの家」が語られた一九三四年に、断種法が制定された事実は象徴的だろう。断種法は「精神病患者、精神薄弱者、その他の精神的無能力者の不妊化」を目的に制定され、同性愛嗜好は精神疾患であるとの医学的見解にもとづき、その対象には同性愛者も含まれた。その範囲は一九四一年には「タッタレ（tattare）」とよばれていた民族的マイノリティにも拡大され、本人の同意なく不妊手術を行ってはならないとする一九七五年の法改正まで続いた［市野川 一九九九］。四四年間に及んだ社会民主労働党の長期政権では持続的な経済活動によって得られる所得が公平に分配され、第一次世界大戦中の経験で先鋭化された貧困問題は確かに解決へ向かった。しかしながら、分断の相克をめざした「フォルクの家」に優生学思想にもとづく民族共同体の発想が取り込まれることで、性的マイノリティや民族的マイノリティなど、貧困とは異なる領野に存在した分断を隠蔽する結果となった。福祉の対象は福祉国家の展開に資する健常な「国民」にのみ限られ、市民権を平等に有する「人民」へは遍く向けられていなかった。

四　コロナウイルスと対峙する福祉国家の行く末
――国家は人々の自主的な生き方の選択を支える

スペイン風邪などの第一次世界大戦中の経験によって先鋭化された分断の議論を相克するためにスウェーデンでは「フォルクの家」という言説が創造されたものの、「フォルク」概念は「国民／民族」と「人民」の両義性をもつがゆえに福祉国家の構成員の要件を普遍化させることには問題を抱えた。スウェーデンは再び中立を堅持することで、第二次世界大戦が歴史の画期とならなかった。それゆえ第二次世界大戦以前の言説とその問題を抱え込んだまま二〇世紀後半を迎えた点が他の北欧諸国とは大きく異なる。それでも社会民主労働党政権が「フォルク」に求めた同質化の傾向は、高負担・高福祉の方針が維持できなくなった一九七〇年代以降に批判の対象となる。それ以降は、一九三〇年代以降に実現された経済活動の持続を実現する経済分野の民主主義などの方針を維持しつつ、福祉の対象をスウェーデン市民権をもつ「人民」に拡張することに腐心してきた。とりわけ一九九〇年代以降、スウェーデン政府は公共サービスの主体を地方自治体に移管し、医療・社会・教育などの諸サービスに多様な選択肢を与え、民族的マイノリティ、宗教的マイノリティ、性的マイノリティなどに差を設けることなく、遍くスウェーデン市民に選択の自由を与える方針を採った〔秋朝　二〇一〇〕。

「選択の自由」革命と称される転換を果たすことで、今日のスウェーデン福祉国家は「人民」にさまざまな選択肢を選ぶ権利を授ける「授権国家（den möjliggörande staten）」とでもよぶべき姿へ変貌している〔岡本　二〇一四〕。福祉の対象となる「フォルク」の要件はもはや国家によって強制されるものではない。マイノリティであっても市民権をもつ者ならば、自らが求める幸福の実現に適応したサービスを選択することができる。福祉をめぐる決定権は「人民」

に解放され、政府や自治体は「人民」自身の選択を支援する存在として後景に退いている。コロナウイルスへのスウェーデン政府の対策が是認されている背景としてさまざまな報道が紹介する自主性が尊重される社会のあり方とは、「選択の自由」革命の結果もたらされたものである。「選択の自由」は高負担・高福祉を実現できる財政的担保が見出されないなかで模索された改革だったが、結果的に出自や能力などに違いをもつ多様な「人民」の姿に応じた幸福追求を認め、「フォルクの家」に隠避されてきた分断を克服することにもなった。スウェーデンに生きる人々が政府を信用する背景は政治・経済活動の透明性の観点などからも議論できるが、第二次世界大戦後も「フォルク」への強制的な同質化を求めた独特な歴史的経験をふまえれば、それから転換してできあがった今日の授権国家の姿に理由を見出すヒントがあるだろう。

しかしながら「選択の自由」革命以降、幸福を自ら実現できる能力や収入の違いによって新たな格差が生まれつつあることも事実である。同じ市民権を有しながらも外国にルーツをもつ市民を批判し、福祉の対象を再び「国民／民族」としての「フォルク」に限定しようとするスウェーデン民主党などの「福祉ショービニズム」［清水 二〇二〇b］とでもよぶべき動向は、「選択の自由」革命の進展と付随の関係にある。コロナウイルスの事態は現在進行形のものである。「選択の自由」革命以降、「フォルク」の意味は多様な選択を示す人々の生き方を認める「人民」へ傾いているが、「フォルク」が「国民／民族」と「人民」の二つの意味をもつ言葉である以上、再び「国民／民族」へ傾く可能性も捨てきれない。したがってパンデミックと対峙する福祉国家の行く末を観察する指標のひとつとして、我々は今後の「フォルク」概念の意味の変化に着目していくべきだろう。

文献一覧

秋朝礼恵「スウェーデンの福祉サービスにおける選択の自由に関する一考察――保育サービスを事例として」『北ヨーロッパ研究』

北ヨーロッパ学会、二〇一〇年
市野川容孝「福祉国家の優生学――スウェーデンの強制不妊手術と日本」『世界』六六一号、岩波書店、一九九九年
岡沢憲芙『スウェーデンの挑戦』岩波書店、一九九一年
岡本英男「スウェーデン福祉国家の変容――「支援国家（enabling state）」という概念を手掛かりにして」『東京経済大学会誌経済学』東京経済大学経済学会、二〇一四年
翁　百合「スウェーデンはなぜロックダウンしなかったのか」『ＮＩＲＡオピニオンペーパー』ＮＩＲＡ総研、二〇二〇年
清水　謙「スウェーデンの対コロナ独自戦略」『外交』外務省、二〇二〇年ａ
清水　謙「変わりゆく世界秩序のメルクマール――試練の中のスウェーデン」『アスティオン』サントリー文化財団、二〇二〇年ｂ

Andersson, Jenny, *När framtiden redan hänt: Socialdemokratin och folkhemsnostalgin*, Ordfront, 2018.
Dahlqvist, Hans, “Folkhemsbegreppet: Rudolf Kjellén vs Per Albin Hansson,” *Historisk tidskrift*, 2002.
Hansson, Per Albin, *Från Fram till folkhemmet: Per Albin Hansson som tidningsman och talare*, Metodica press, 1984.
Johansson, Alf W., “Den svenska socialdemokratin och fascismen på trettiotalet,” *Utrikespolitik och historia. Studier tillägnade Wilhelm Carlgren*, Militärhistoriska förlaget, 1987.
Karlsson, Martin, Nilsson, Therese, Picjler, Stefan, “The impact of the 1918 Spanish flu epidemic on economic performance in Sweden: An investigation into the consequences of an extraordinary mortality shock,” *Journal of Health Economics*, Elsevier, 2014.
Kjellén, Rudolf, “Nationalism och socialism,” *Politiska essayer II*, Hugo Gebers Förlag, 1915.
Åman, Margareta, *Spanska sjukan: Den svenska epidemin 1918–1920 och dess internationella bakgrund*, Almqvist & Wiksell International, 1990.
Åsbrink, Elisabeth, *Orden som formade Sverige*, Natur & Kultur, 2018.

第四章　感染症による現代国民国家の変質

コロナ禍の世界からみる国家と国民の関係の変容

加藤　陽子

はじめに――分断される社会と引用される「戦時」

この二〇年を振り返ってみると、二〇〇一年の九・一一事件、二〇一一年の東日本大震災とそれにともなう東京電力福島第一原子力発電所の放射能漏れ事故など、国家と社会を揺るがす、きわめて大きな自然災害、テロ、不作為に起因するとみられる事故が国の内外で続発したことに驚かされる。だが、二〇二〇年春から世界的拡大をみた新型コロナウイルス感染症（ＣＯＶＩＤ―19）が決定的に顕在化させた、世界のあらゆる場所で起きつつある社会の「分断」の深さは、これまでの災害や事件の衝撃が霞んで見えてしまうほどのものだ。

ジョンズ・ホプキンス大学の集計によれば、世界の感染者数は一〇月一二日現在で三七〇〇万人を超え、死者も百万人を超えた。各国は感染の封じ込めと経済の再建に躍起となり、人々は最適解を求めて、深刻な神学論争の世界へと飛び込んだ。日本においてそれは、政府や専門家の主導する政策の是非をめぐっての二元論的な鋭い対立として現れた。無症候者へのＰＣＲ検査、クラスター対策、接触八割減、ロックダウンなどの方策に対し、有効性や是非をめぐって、二元的な対立状況が見られた。ＳＮＳ上で、「ニューヨークの惨状は二週間後の東京の姿」といった強い言葉が呟かれていたのが記憶に残る。同時に、医療用マスクや防護服が決定的に不足するなかで、新型コロナ患者の治療にあたらざるをえなかった医療現場の過酷さについては、第二次世界大戦末期に兵站の支援なしに決行された、一九四四年三月の「インパール作戦」にたとえる言説がやはりSNS上で多く見られた。

アメリカに目を移すと、前国防長官マティスがトランプ大統領を批判して話題となった。今年六月一日、大統領はホワイトハウスから徒歩でセントジョン教会に出向き、聖書を片手に報道陣に写真を撮らせた。その直前になされたデモ隊排除の方法が、催涙弾やゴム弾を用いた強圧的なものだったことを問題としたマティスは、六月三日付の *The Atlantic* 掲載の論考で大統領を批判する。トランプは「私の生涯で初めての、米国民を団結させようとしない大統領だ。〔中略〕そのそぶりすら見せていない。それどころか我々を分断（divide）しようとしている」とし、「分断して制圧せよ」はナチのスローガンであって、アメリカはそれに対し「団結こそ力なり」との理念の下に一九四四年六月ノルマンディー上陸作戦を決行したではなかったかと述べ、やはり、第二次世界大戦の歴史の一コマを比喩として用いていた。

ここで注目したいのは、国家による政策の是非をめぐっての鋭い意見対立が社会を分断する状況、あるいは、自己の生命の安全が国家の無為によって脅かされるような事態に対し、日米を通じて人々が先の大戦の歴史を比喩として用いていたことだ。七五年前に終結した大戦の逸話を人々が持ち出したのは、コロナ禍を契機に、国家への国民の信頼が揺らぎ、国家と国民の間の信託や「社会契約」というべきものが途切れたとの切実な感覚を、戦後初めてといったスケール感でとらえた人が多かったからではなかったか。さらに注目されるのは、同時に過去の歴史の見直しや、マジョリティに対するマイノリティからの異議申し立てが急速に進んだことである。

これについては、Black Lives Matter 運動発祥地アメリカでの勢いが顕著であり、一つの例として、プリンストン大学が、元学長にして元大統領のウィルソンを人種差別主義者だとし、公共政策・国際関係学部名からその名を削除する決定を行ったことがあげられる。ひるがえって日本では、過去の歴史の見直しへの動きは今なお微温的だ。ただ、右に振り切れた歴史修正主義にもとづく解釈に対しては、それを正そうとする動きが迅速に広範になされるようになったことなど注目される。毎年九月一日に行われる関東大震災朝鮮人犠牲者追悼式に対し、石原慎太郎までの歴代東京都知事は追悼文を毎回寄せていた。しかし、小池百合子知事に関しては就任以来一度もこれを行わなくなったとの問題点がようやく前景化するようになった。

戦争の比喩が用いられ、歴史の見直しも進みつつあるのは、先の大戦以降、最大の度合いで、国家と国民の関係が揺れたからではないか。国家に対する国民の信頼が崩れた時、ひとは過去の歴史を振り返ろうとする。そして、どこで間違ったのか、その地点を探そうとするのは自然なことだろう。本稿では、国民世論の二元的対立のゆくえ、国家と国民の関係が大きく変容するさいに浮上してくる論点、この二つの問題を考えることとする。

一　国民世論が二分される時——安全感をめぐる対立

日本の場合で考えると、国民世論が鋭い二元的な対立をみせた背景に、今春以降人々が置かれてきた社会の緊張状態があると思われる。人間としての生命の安全感、国家としての安全感をめぐる問題について、どちらもが正しくみえる二つの見解が主張され、二つの陣営に分かれて鋭く対立する構図は、人々にさらなる緊張感を強いるものだ。歴史は一回性を特徴とするので、現代を過去の特定の時代と比べるのは簡単ではない。ただ、国家や社会が置かれた、ある歴史的な環境や条件に注目することで、起こりうる傾向を推測することは可能だろう。国家を二分するような鋭い意見対立が社会を強く緊張させている状態、という条件縛りで、過去の事例を思い出しておきたい。

対外戦争への歴史を振り返ったとき、一九三二年の血盟団事件や五・一五事件、三六年の二・二六事件など国内でテロやクーデタが続発していたことに気づかされる。それらのテロやクーデタの根底にあったものは、三〇年のロンドン海軍軍縮条約をめぐる対立に起因する危機意識にあった。国民の安全感が、実際の国際関係から導き出される危機の度合いとは関係なく、強く刺激されたことによる。巡洋艦などの補助艦の保有量について、時の民政党単独内閣であった浜口雄幸内閣は、対英米七割要求を貫徹できないまま、英米両国との協調関係を保つため、条約調印に踏み切った。当時の日本の経済力を考えれば、浜口内閣の選択は妥当なものであり、海軍軍令部の主張していた三大要求は事実上充足されるような妥協も日米間でなされていた。しかし、国民世論はそのようには受け止めず、国論を二分する対立が起きた。

まずはこの時、浜口内閣で外交を主導していた幣原喜重郎外相の考え方を史料から確認しておきたい。幣原の考え方は次のようなものであった。「〔もしロンドン海軍軍縮条約が締結できなければ――引用者補〕ひいて日支の関係も、また間接に不利なる影響を受けるものと覚悟しなければならぬ。日本と英米との国交が円満なる限り、支那は遠交近攻または以夷制夷の政策を弄するの余地がないけれども、日本と英米とが離反して相対峙するならば、支那は之に乗じて何事に付ても日本に強く反抗するの態度を執るに至るであろう」〔外務省　一九六六：一五二〕。日本が英米と協調を保てば、中国も日本に対して協調姿勢で臨んでくるはず、との見立てだ。

いっぽう、日露戦争の勝利を導いたとして国民から信望があった東郷平八郎元帥、また海軍のなかで作戦計画を立てる部署であった海軍軍令部の人々の見解はまったく異なっていた。東郷は、「将来の支那は禍根である。日本之武力が畏敬すべきものではなくなったら東洋の平和はたちまち乱れる。〔中略〕支那問題を見よ。到る処に国際問題を起こすべき不安がある。〔中略〕。ここに危険が伏在す」〔伊藤ほか　一九九四：四六七〕と述べていた。幣原の見立てとは異なり、日本の軍事力の威信が英米を圧倒してはじめて、東洋に平和が保てるとの見立てだ。

このように、日中関係を安定させる方法として国民の前に示されたのは、真っ向から鋭く対立する二つの議論だった。第一に注目されるのは、幣原と東郷で立場はまったく異なっていた、日中関係を論じるさいに、英米との関連のなかで日中関係を論じている点では共通していたことである。日中が二国間の協議でいかなる関係を築くべきなのかといった観点からは問いが立てられていない。結論は正反対であっても、問いの立て方が同じであったのは、幣原と東郷が二三年の「帝国国防方針(2)」の情勢分析を前提としていたからだ。今後列強の間で闘われる経済戦争は中国で勃発すると予測され、日本と衝突する可能性が最も高い国としてアメリカがあげられていた。中国をめぐる日米対立から戦争が起こるとした予測は、太平洋戦争の開戦直前までなされていた日米交渉で最後までもつれたものが、日本軍の中国からの撤兵問題だったことを思う時、正確なものだったといえる。

このように、東郷や海軍軍令部などの政治主体は、政党内閣が統帥権を干犯し、国家の安全を脅かしたと批判し、条約派を海軍中央から排除する人事を進めた。右翼や軍部の青年将校らは、実力行使を含めて、政党・財閥・宮中側近などの排撃に向かった。だが、安全感をめぐって国論を二分したこの対立劇のなかで起きた最も深刻な事態は、対米作戦の場合に共同で南方作戦を行うはずの陸軍との間で、十分な情報共有がなされにくくなったことだった。国論を二分する争いとなれば、議論の欠点や問題点を対外的に隠蔽しようとする気持ちが働くからだ。それを端的に示す史料をみておきたい。

これは、将来の対南方作戦を海軍と共同で担うはずの陸軍の側が、三〇年三月末、海軍側に対して深刻な疑義を呈したもので、陸軍の作戦計画にあたる参謀本部作戦課員であった河辺虎四郎の意見具申である。「もし、海軍自体が信ずる所なきまでに海軍兵力を有し得ぬならば、かの至難なる作戦を決行し、未開瘴癘《みかいしょうれい》の地に多くの陸兵を送りて、これを疾病、飢餓、敵刃の下に斃死全滅せしむることは断じて止むべきなり(3)」。ロンドン海軍軍縮条約で英米と妥結した兵力量で、じつのところ対米作戦を戦えないと海軍側が考えているのならば、陸軍はそのような共同作戦には参加したくないとの辛辣な意見だった。文中にある、未開瘴癘の地の意味は、伝染病がはびこるような熱帯地域といった意味であり、そこに兵隊を送って、むざむざ病気や飢餓で全滅させたくないと、陸軍側から海軍側への不信感を表明したものだった。

この史料は、四一年に太平洋戦争が始まる一一年も前に書かれたものであり、開戦後にガダルカナル、レイテの戦場で何が起きたかを知っている我々にとっては、感慨深いものがある。陸軍と海軍は、十分な情報共有を行えず、この予言どおりの惨状を招くに至る。

厳しい意見の対立が国論を二分するような社会の緊張を解くには、予算審議や立法行為を通じて国家の行政をチェックする役割をもつ、帝国議会の機能こそが活性化させられるべきだったが、現在の国会にそれができているかもはなはだ疑問である国の戦前において、十分な意志疎通や情報共有が図られるすべもなかった。国論を二分するような鋭い意見対立がみられる状況下では、各の主張を支える根拠や決定へ至るプロセスこそが、国民の前で十全に情報開示される必要があった。

二　国家と国民の関係の変容

つづいて本稿の二つめの問題、国家と国民の関係が大きく変容するさいに浮上してくる論点について考えたい。一九二八年二月、帝国議会と軍部、この二つの政治主体において、ほぼ同時に大きな動きがあった。まずは、帝国議会の動向をみておく。二五年に加藤高明護憲三派内閣のもとで成立した、いわゆる男子普通選挙法は、二八年の第一六回総選挙で初めて適用された。一八九〇年の第一議会招集から三八年ぶりに達成した快挙だった。

しかし時の内閣は、立憲政友会単独の田中義一内閣であり、解散時に少数与党だった政友会は選挙での大勝を期し、内相に司法畑の重鎮・鈴木喜三郎を起用し、党派的に知事の大規模な異動を選挙前に行ったほか、五当三落（票を買収するための金の総額が五万円ならば当選、三万円なら落選）と批判されるような金権選挙を展開した。それでも政友会

二一七、民政党二一六という伯仲の結果しか出せなかった。五当三落という言葉は、後の三三年八月四日の五・一五事件の海軍軍法会議の第八回公判で、海軍青年将校三上卓が述べた「熱弁」[4]においても言及されていた。

注目したいのは、二八年二月、この普選下の衆議院選挙時に、藤井斉[5]が急進派の海軍青年将校を糾合するための「王師会」を結成していたことである。藤井は青年将校運動のリーダーとなる人物で、五・一五事件裁判時にはすでに戦死していたにもかかわらず首魁とされた人物だった。王師会の綱領は、次のようなものだった〔高橋　一九七四：二五三―二五四〕（傍線は引用者）。

一、軍人の使命～内、〔中略〕天皇の大命を奉じて維新完成の実力となり、以て道義日本を建設し、外、国家を擁護し国権を伸張して大陸経営を断行し〔中略〕不正列強を膺懲し、有色民族を解放し、世界を統一し、而して日本皇帝を奉戴する世界聯邦国家建設の聖業を完成。

一、帝国海軍の現状～伝統のままに、政治に係らずの勅諭を曲解して、その美器の下に国家の情勢に自ら掩い、その混乱に耳を塞ぎて、責任をのがれんとす。

また、藤井が三〇年四月三日に書いた「憂国慨言」〔高橋　一九七四：二六〇〕は、「政治にかかわらずとは現代の如き腐敗政治に超越するを意味し、世論にまどわずとは、民主共産主義の如き亡国思想に堕せざるを云う」との一文がみえる。これは、一八八二年一月四日の軍人勅諭中の文言「世論に惑はず政治に拘らず、只々一途に己か本分の忠節を守り」の部分、すなわち、軍人の政治不干与を明治天皇の言葉によって求めた部分、これを読み換える試みであった。この読み換えの論理を核に、藤井に率いられた海軍青年将校らは、三一年の三月事件、三二年の血盟団事件、五・一五事件に干与していった。彼らの観点からは、政党・財閥・宮中側近による腐敗政治の打倒が、軍人勅諭の「世論に惑はず政治に拘らず」の実践にほかならないのだと認識されるようになる。

軍人に政治不干与を要請した軍人勅諭のくびきは、まずは急進的な青年将校層によって壊され、続いて世界恐慌・

昭和恐慌による生活難とロンドン海軍軍縮条約に起因する安全感の動揺を経験した国民もまた、政党政治打破を呼号する軍部へと支持を与えてゆく。それが判るのは、一国の総理大臣を官邸で暗殺し、政党・警察の襲撃を企図した五・一五事件の青年将校、士官学校生徒らに対し、国民が示した減刑運動の激しさだった［加藤 二〇一九、小山 二〇二〇］。国民は軍人らを強く擁護したのである。

五・一五事件公判で陸軍側弁護人を務めた菅原裕は、事件の軍人被告に関して、国家防衛権の議論で弁護していた。国家防衛権論というのは、国家危急のさい、国民はやむをえない場合に限り、直接実力をもって、国家に対する侵害を除くべき権利・義務を持つとする議論である。五・一五事件の起こった三二年五月段階の日本が、国家危急の状態にあったかどうか、ここに菅原は議論をもってゆく。困窮した東北農民の惨状は、ここぞとばかりに法廷で読み上げられ、青年将校らは、国家がこのような緊急事態下にあると断じ、国家の保護にあたるべき職分を持つ者として当然のことをした、すなわち、叛乱を起こしたのは緊急事態への対応なのだと論じていた［原ほか 一九九一：三四七―四〇八］。

緊急であれば、国家に対する武力行使も可能だとの議論は、憲法と議会という国民国家の近代的装置を有していた日本にとって致命的なものとなったろう。終息まで数年を要するとみられる新型コロナによる世界の死者は、すでに百万人を超えた。そのような疾病への迅速・有効な対策のため、日本などでは緊急事態条項を憲法に書き込む方向での憲法改正も論じられてきた。だが問題は、国家が緊急事態を論ずる時には、逆に国民の側からも、これまで述べてきたような、緊急時に関する国家防衛権論が提出される可能性が生まれてくることである。

人々の抵抗権が問題となる時代には、緊急事態と抵抗権は裏腹となる。抵抗権とは一般に、「国家権力が人間の尊厳を侵す重大な不法を行った場合に、国民が自らの権利・自由を守り人間の尊厳を確保するため、他に合法的な救済手段が不可能となったとき、実定法上の義務を拒否する抵抗行為」［芦部 一九九七：三三六］のことである。基本法秩序の擁護を国家の任務とするだけでなく、抵抗権を保障することによって市民の権利とするとの考え方がある。ドイツでは、一九六八年基本法第一七次改正時に、抵抗権規定が新設された［衆議院 二〇〇三：一二］。国家に緊急事態への即応を求める条項を憲法に書くならば、国民による抵抗権も書き込まれる必要も生まれる。パンデミックが呼び込んだ、国家と国民の関係性への再考は、このような論点をあぶりださずにはおかない。

注

（1）海軍軍令部が会議前に三大原則として要求していたのは、①補助艦の総括比率は対米七割、②大型巡洋艦（排水量一万トン以下、八インチ砲搭載）保有量は対米七割、③潜水艦は現有勢力維持（保有量七万八千トン）。
（2）「帝国国防方針」「JACAR（アジア歴史資料センター）Ref.C14061002700、帝国国防方針　大12（防衛省防衛研究所）」。
（3）「極秘　海洋問題に関する一考察　昭和五年一月三一日　第一部長」「JACAR（アジア歴史資料センター）Ref.C08051999400、昭和4年7月起　海軍　軍備制限綴（倫敦会議）　参謀本部（防衛省防衛研究所）」。
（4）『大阪時事新報』一九三三年八月五日（神戸大学経済研究所　新聞記事文庫で閲覧）。
（5）海軍側は叛乱罪の首魁は死刑としなければならない関係から、五・一五事件の起きる前の三二年二月五日、上海事変に出征して戦死していた藤井を首魁とした。

文献一覧

芦部信喜『憲法（新版）』岩波書店、一九九七年
「東郷元帥之御答え」伊藤隆ほか編『続現代史資料　5　海軍』みすず書房、一九九四年
加藤陽子『天皇と軍隊の近代史』勁草書房、二〇一九年
「倫敦会議に於ける我最終態度決定の顛末竝訓令」外務省『日本外交年表並主要文書　下』外務省、一九六六年
小山俊樹『五・一五事件――海軍青年将校たちの「昭和維新」』中公新書、二〇二〇年

衆議院憲法調査会事務局「「非常事態と憲法」に関する基礎的資料」安全保障及び国際協力等に関する調査小委員会、二〇〇三年
高橋正衛『現代史資料 23 国家主義運動3』みすず書房、一九七四年
「官選弁護人　菅原裕　元士官候補生拾壱名反乱被告事件之弁論」原秀男ほか編『検察秘録　五・一五事件　Ⅳ』角川書店、一九九一年

コロナ禍と現代国民国家、日本、それに西洋史研究

池田　嘉郎

一　コロナ禍のなかの私たち

新型コロナ感染症は、多くの人にとって歴史的な出来事として受け止められたであろう。私もこの数カ月間、過去のいろいろな出来事を想起しながら、今回の事態のなかで自分はどのように生きればよいのか、また、コロナ禍のなかの私たちは歴史的にどのような位置にいるのかということを、あれこれと考えてきた。事態はまだ進行中だが、今日までに考えてきたことについて、現代国民国家および歴史学との関連を中心にして記したい。

はじめに私的な感覚について一言ふれたい。この間に自分がつけたメモを見直してみると、二〇二〇年三月二九日に「こんなに長い三月は初めてだ」と書いている。この三月には私、それに多くの人が、特殊な時間を生きていたのではないだろうか。ロシア革命期の史料にも、似たような感懐がしばしばみつかる。一九一七年八月末（露暦）のある新聞記事には、次のようにある。「あのとき（二月革命――引用者補）から半年が過ぎた。大変わずかな時間であり、恐ろしく多くの時間である。この違いは、どう計算するのかによる。通常の天文学の暦によるのか、それとも内的・精神的な暦、われわれが共有する心理的経験の暦によるのか」（『レーチ（言論）』一九一七年八月二五日号）。こうした革命的な時間と同じ、特殊な時間を生きている感覚を得られたことは、私にとって貴重な体験であった。

三月までに出た評論では、グローバリズムの理念に打撃が加えられ、かわりに国際関係や社会生活における国民国家の役割が再浮上するとの見通しが頻繁に語られていた。私は国民国家の再浮上については疑問を抱いた。コロナ禍までの時点で現代国民国家はすでにさまざまな問題を抱えていたのだから、それがそのまま再浮上することにはならないし、なれないという疑問である。この点をめぐって、私は四月二一日付けで「コロナウイルス禍が照らし出す国民国家の弱さ」という一文をオンライン雑誌『SYNODOS』に発表した［池田 二〇二〇］。そのなかで私は、西欧諸国とアメリカ合衆国、ロシア・ソ連、日本の国民国家の形成史を、行政機関と市民社会の関係を中心に比較したうえで、一九八〇～九〇年代以降、どの地域でも新自由主義の圧力を背景として、経済格差をはじめとする市民社会内部の亀裂が深まったと論じた。コロナ禍は、亀裂が入り脆弱になった市民社会、ひいては国民国家の弱さを照らし出しているというのが結論である。五月末に始まったアメリカの騒乱が、深刻な社会格差を背景としていることを考えるならば、私が書いたことはそうおかしくはなかった。なお、アメリカをはじめ各地で生じている騒乱は、コロナ禍の延長線上にあるのだから、そう考えるとコロナ禍の全体像がみえるのはずっと先のことになるだろう。この騒乱や、とりわけ記念碑撤去運動は歴史学にとって興味深いことであるが、本稿では取り上げない。

コロナ禍が市民社会の亀裂を照らし出し、深めたのと同時に、国民国家において市民社会と対をなす行政機関のほうは、存在感を強めた。国境の閉鎖、移動の統制、物資の調達、人員の配置等々で、私たちはこの間、行政機関のはたらきをふだんよりもはるかに直接的に目にした。生活に直接にかかわることでは、二月二七日に発表された、小・中・高等学校および特別支援学校の臨時休業要請、三月五日に政府により言明された、国民生活安定緊急措置法の適用によるマスク転売行為の禁止が、そうした動きの皮切りであったと記憶している。これらは戦時の動員とはかけ離れていたが、マスク転売が急速に抑制されるなどその実効力は目覚ましく、動員体制の片鱗を垣間見ることができたから、これも貴重な経験となった。コロナ禍への対応として、かような管理体制は世界の各地で敷かれたのだが、国ごとのスタイルは大きく異なった。日本の管理体制は非常にソフトであった。

トロント大学の国際政治学者セヴァ・グニツキーは、現代世界の体制競合の歴史を振り返った著書のなかで、二〇世紀には四度の地殻変動があり、そのたびに危機から勝者となって立ち現れた体制が影響力を拡げたと論じている[Gunitsky 2017]。第一次世界大戦ではリベラルデモクラシーが非議会主義的な君主制に勝利し、世界恐慌ではナチズム（ファシズム）と社会主義がリベラルデモクラシーを凌駕し、第二次世界大戦ではリベラルデモクラシーと社会主義がファシズムを打倒し、冷戦終結にあってはリベラルデモクラシーが社会主義に勝利して、次の時代の新潮流となったというのである。

今回のコロナ禍は、これらの地殻変動ほどの深刻さは現時点ではまだ帯びていない。それでも、危機への対応のなかで諸体制がパフォーマンスを競っているという点では、グニツキーの議論を参照することができる。世界恐慌に対する対応の勝者として、グニツキーがイデオロギーの異なるナチズムとソ連社会主義を、計画経済という点から一つのグループにしたように、イデオロギーは必ずしもグループ分けの境界線とはならない。今回のコロナ禍では、行政機関が包括的、あるいはハードな管理体制を敷いたグループを、ひとまとめにすることができるだろう。それは、厳格な都市封鎖（ロックダウン）や外出規制を行ったグループであり、中国、西欧諸国、アメリカ合衆国、ロシア、フィリピンなど多くの国を、このグループにまとめてよいのではないだろうか。

このグループに入らない国々をどう分類すべきか、私には的確な議論を行う準備がない。ただ、はっきりしているのは、日本がここには入らないということである。三月時点では、どこまで体系的な対策が考えられていたのかわからないが、どこかの段階で、私権の制限をなるべく行わない個別のモデルを追求することが、安倍政権によって意識されたようにみえる。

二　日本のソフトなコロナ対応と市民社会

私権の制限をできるだけ避ける、日本政府の独自のコロナ対応は、内外から批判にさらされた。とくにめだった批判としては、決定過程と実行過程の遅さがある。実際、学校休業の実行の早さ、唐突さに比べ、種々の給付金制度に関してはジグザグが見られた。ただ、私たちは自分が体験している事柄については、生活や生命に直接にかかわることであるだけに欠点が痛感されるわけだが、第一次世界大戦期のロシア帝国のような、歴史上の動員体制の評価を行う場合には、もう少し当事者に内在的に接近するようにこころがけるのではないか。つまり、混乱や遅れは不可避であったが、総体としてはいかなることがめざされ、どこまで到達できたのかを考慮するということである。この間の日本政府のコロナ対応に対しても、そうした視点をもつことが必要である。とりわけ決定・実行の遅さについては、私権をなるべく制限しないという体系的なねらいと一体であったとみるべきであろう。私権の空間であり、諸々の利害を内包する市民社会を前にして、行政機関は人・物・予算の再分配を行うために、議会・諸政党を媒介として、それら諸々の利害を調整し、段階的に合意を調達していった。このような過程が、遅さやジグザグをともなうのは必然的なことである。

二点注記すべきは、第一に、リソース再配分の議論や、実行過程の遅さには、緊縮財政・人員削減という、従来からの新自由主義的傾向が深刻な影響を及ぼしたということである。それでもコロナ対策では、社会的に弱い部分に対するリソース配分上の配慮も、徐々にめだつようになった。たとえば特別定額給付金におけるＤＶ被害者支援や、持続化給付金のフリーランスへの対象拡大などである。

第二に、日本のコロナ対策の成果のうちかなりの部分は、行政機関の努力だけで得られたのではなく、行政機関が当て込んだ、市民社会の自発的な行動に多くを負っているということである。そのさい、世間ないし共同体の規範を示唆する、「自粛」という語が広く用いられているのは残念である。私は「自制」のほうが適切だと考える。それでは上から与えられた自粛の要請を進んで内面化するだけではないかという異論も当然あるだろうが、社会的な危機のなかで個々の市民が、自発的に然るべき行動を模索することは、市民社会にとって基本的には望ましいことではないだろうか。たしかにそうした行動は自警団的暴走も生むわけだが、それは自由な市民社会に内在する陥穽として向き合うしかない。

拙稿「コロナウイルス禍が照らし出す国民国家の弱さ」で述べたように、現代国民国家では、市民社会の亀裂を修復し、また行政機関と市民社会のバランスを確保することが、長期的展望のなかで必要であるのだが、私権の制限をなるべく行わない日本型のコロナへの対応には、この課題の方向に沿った肯定的な傾向が看取されると私は考える。繰り返しになるが、このモデルでは合意調達は緩慢にならざるをえないので、「遅い」という批判が不可避的な随伴現象となる。若干の地方首長等がみせる「決断できる政治」や「効率」を強調するスタイルも、同様の随伴現象である。

三　西欧モデルの終焉と西洋史研究の今後

コロナ禍が今後どのような展開を遂げるのかは未知数である。それでも現時点まででいえるのは、西欧諸国またアメリカ合衆国の対応は、日本にとって包括的なモデルにならなかったということだ。日本の行政機構と市民社会は、さまざまな問題を含みつつも、欧米を包括的なモデルとすることなく、それなりの対応をし、それなりの成果を出してきたのである。たとえ日本の状況が今後悪化したとしても、一連の騒乱を含む欧米の状況がモデルたりえないことは変わらない。そしてコロナ対策は、総力戦と同じで、国家と社会の潜在力が総体として問われるわけであるから、個別の疫病対策に限らず、欧米諸国における国家と社会の現況が、全体として日本の包括的モデルとならないということも示唆される。もちろん、日本のコロナ対策が完全であったとか、日本社会の現状には他国から学ぶべきものがないとか、そういうことではまったくない。とりわけ、学校休業のひずみが働いている母親に集中したことに示されたとおり、女性の直面する苦労や地位の低さは、日本社会の抱える大きな問題であり、多くの国に比べての遅れである。そのうえで、包括的なモデルとしての西欧諸国という考え方についていえば、それはすでに近代批判が登場した一九七〇年代を境にして色褪せていったのであるが、今回のコロナ禍によって、日本にとって最終的に失墜したように思う。

少なからぬ人、とくに若い人にとっては、モデルとしての西欧など、何をいまさらという話であろう。しかし、私の研究活動の制度上の足場である「西洋史」という枠組みは、明治時代に「西洋史」「東洋史」「日本史」という三区分の一つとして登場した。この「西洋史」という枠組みは、元来、包括的モデルとしての西欧という世界観を出発点としている。「西洋史」という制度の旧弊さは、ずっと以前から指摘されてきたのであるが、コロナ禍によってあらためて、「西洋史」研究はどうあるべきかが問われているのである。

しかし、欧米が包括的モデルとしての輝きを失ったということは、日本独自のあらたなモデル——たとえば、フランス共和国の自由・平等・友愛にかえて、ヴィシー政権が打ち出した労働・家族・祖国のような——が必要であるということには、私のなかではつながらない。むしろ、今回のコロナ禍における、日本の政府と社会の対応は、包括的モデルとしての西欧に由来する議会制、市民社会、私権といったものを尊重した点にこそ特色があった。そうであれば、私たちの社会の大事な基礎をなすものとして、西欧諸国の歴史、あるいは「西洋史」という枠組みは、なお意義を失ってはいない。

たしかに、西欧をはじめ、諸外国の歴史に関心をもち、学ぶことは、あえて日本と関係づけなくとも、じゅうぶん可能である。とはいえ、私たちの視線は、いま暮らしている日本という場に条件づけられている。そうであれば、私たちのものの見方の被制約性を意識するためにも、日本の近代化のなかで生み出された「西洋史」「東洋史」「日本史」という三区分には、いまだ意義があるのではないだろうか。それにまた、この三区分は、世界を一望するための有用な発明でもあった［佐藤 二〇一五］。むろん、実際の研究では、この三区分を克服するアプローチがいっそう増えていくであろうし、そうした実証研究を積み重ねることが、「西洋史」にかわるあらたな枠組みを得るための一番の方法なのであろう。

それにしても、コロナ禍を契機にして、日本社会は外部に包括的なモデルをもつことなく、二一世紀を進んでいかねばならないということが強調されたように思う。おそらく、どこかに包括的なモデルをもつという発想自体が、日本だけではなく世界的にみて、過去のものとなったのかもしれない。ここにあるのは、現在進行中の世界史において、誰かが誰かの後にいるのではなく、みながそれぞれひとりで、最前列にいるというイメージだ。今日、そうした横並びの個々の単位は、まずは国民国家であるけれども、それを構成しているものは、私たち一人ひとりの市民である。世界史の最先端にあって、他国の経験から今後も学びつつ、自分たちの創意によって、市民社会に入った亀裂を修復し、また、行政機関と市民社会のバランスをうちたてていく。これが、私たちにとっての今日の課題であるとともに、コロナ禍に対応するなかで、私たちがすでに実際に行っていることでもあるのではないだろうか。

【附記】本稿は、二〇二〇年六月二七日に行われたオンライン対談会「新型コロナウィルス感染症と国民国家／ナショナリズム」の読み上げ原稿に手を加えたものである。それから二カ月が経過し、コロナ禍の第二波が日本に到来しているようであり、また、病気により安倍晋三首相が辞意を固める事態となったが、本質的には見解を修正する必要は見出せなかった。

対談会をきっかけにして気づいたことの一つは、新自由主義という用語についてである。私自身、本稿も含めてこの語を用いてきたのだが、歴史研究では、ふだん「新自由主義」の名でよばれている事象について、より一般的な言葉で表現する努力も必要なのではないか。ソ連史において「社会主義」とよばれていた事象についても、私たちは歴史的文脈や発話者の意図をふまえて、意味内容を説明する努力を重ねてきたのであった。新自由主義についても同じことがいえるのではないか。ひとまず本稿では、市民社会における諸利害の調整は緩慢にならざるをえず、そのために市民社会の随伴現象として、効率重視路線に賭ける勢力が支持を広げるのではないか、という議論を展開することで、新自由主義的傾向の背景の一端を理解することを試みた。

文献一覧

池田嘉郎「コロナウイルス禍が照らし出す国民国家の弱さ」『SYNODOS』(https://synodos.jp/politics/23463)、二〇二〇年
佐藤正幸「西洋史学はディシプリンか——母国語による近代化の上に成立した世界的にユニークな学問」『西洋史学』二六〇号、二〇一五年
Gunitsky, Seva, *Aftershocks: Great Powers and Domestic Reforms in the Twentieth Century*, Princeton University Press, 2017.

第五章　感染症が照らしだす人権と差別

感染症と中世身分制

三枝　暁子

はじめに

新型コロナウイルス感染症は、人々の間に感染症に対する不安や恐怖心を呼び覚ますと同時に、現代の日本社会がもつさまざまなひずみを浮き彫りにしている。未知のウイルスの感染拡大により、感染者やその家族に対する差別、医療や流通・小売など感染の脅威にさらされざるをえない生業のもとにある人々への差別が生じ、行政による「自粛要請」と連動した「自粛警察」の活動もみられるなど、さまざまな分断が発生しつつある。その一方、保健所や病院の統廃合による検査体制・医療体制の不備が明るみになるとともに、雇用の非正規化・不安定化が進むなかでの労働環境・労働条件の悪化やひとり親家庭のさらなる困窮など、格差社会のもつさまざまな矛盾もまたいっそう鮮明になりつつある。

感染症が差別の要因となり、社会構造の矛盾をあぶり出す状況は過去においてもみられ、とりわけ中世日本においては、感染症のひとつであるハンセン病が、差別の要因となるとともに身分制の形成と展開に作用しつづけた。このことを念頭に、本稿では新型コロナウイルス感染症の流行する現代日本からみえてくる、中世社会の特殊性と普遍性について考えてみることにしたい。

一　中世の「癩病」

中世の日本では、「疱瘡《ほうそう》」（天然痘）や「赤疱瘡《あかもがさ》」（麻疹）などの感染症がたびたび流行していたが、とりわけ恐れられていた感染症は、ハンセン病（「癩病」）であった。ハンセン病は、癩菌によって引き起こされる感染症で、末梢神経障害によって生じる眼症状や脱毛、顔や身体の変形によって、世界各地で多くの偏見にさらされてきた［山本二〇一二］。中世日本においても、ハンセン病に罹患した民衆は、共同体から排除され、身分制の最下層をなす非人集団に組み入れられた。

中世史料において、ハンセン病は「癩」・「癩病」と表記されるが、「癩」・「癩病」は、厳密にいえば現代医学のいうハンセン病ばかりでなく疥癬などの皮膚病も含んでいたことが黒田日出男によって指摘されている。黒田によれば、中世に一二種あったとされる「癩病」のうち、とくに「白癩」・「黒癩」・「千皮」・「薄転」の四種が不治の業病とされたという。中世の民衆が作成した起請文《きしょうもん》（神仏への誓約書）には、誓約を破ったさいに身に受けるべき神仏の罰として「白癩・黒癩の重病」を受ける、あるいは「毛穴」ごとに神罰・冥罰をこうむるなどといった表現が見られる。「毛穴」は、起請文を記す民衆の恐怖と直結する身体部位であったと同時に、病気、とりわけ「癩病」の侵入路として意識されていたといい、「癩病は日本中世という時代を特徴づける社会的な病いともいうべき位置と意味をもった」のである［黒田一九八二b］。

起請文にみえる「白癩・黒癩」の罰については、「あざむきの罪」に対する「異形にされる罰」であるという点において、中世になって登場する耳鼻そぎ刑などの肉刑と共通する性格を帯びていたとの指摘もある［勝俣一九八三］。肉刑が外貌上の変化を目的としてなされていたことをもふまえると、中世の「癩病」のなかでも、不治の業病あるいは業罰と認識されたものの中枢を占めたのは、やはりハンセン病であったと考えられる。以下本稿においては、「癩」・「癩病」をハンセン病とほぼ同義の歴史用語としてとらえたうえで、中世におけるハンセン病者の社会的位置について述べていくことにしたい。

二　ハンセン病をめぐる観念

日本の近代国家が、ハンセン病者を強制隔離し、療養所に収容したことはよく知られているが、中世の場合、国家がハンセン病者を強制隔離し収容することはなかったものの、ハンセン病にかかると共同体から排除され、その多くは自生的に発生した非人集団の拠点である非人宿《じゅく》に身を寄せて生きることとなった。

中世のハンセン病者がこのような境遇におかれた背景には、穢《けがれ》観念と宿業観《すくごうかん》の流布がある。穢観念とは、九世紀以降、京都を中心に肥大化していった観念であり、人および動物の死や出産等で発生する穢をどのように解消するかが、王朝国家によって規定され体系化されていった［大山　一九七六］。そして一三世紀以降、ハンセン病者を含む「乞食《こつじき》非人」が「穢多《えた》」と称されるなど穢を身に帯びた存在とみなされるようになるとともに、穢をキヨメる者として公家や寺社に使役されるに至っている。

ここであらためて注意されるのは、穢がその発生源から甲→乙→丙→丁…と伝染していくものと考えられていたことで、こうした特徴は、感染症のもつ特徴と共通しているように見受けられる。すでに今津勝紀は、古代において調庸を運搬・納入するため地方から平安京に来た脚夫が路上で乞食化し感染症の脅威にさらされる状況にあったこと、彼らが病者となりやがて死に至ると人々はその穢を忌避したこと、穢の本質に感染症への恐怖があり、穢の忌避を通じ感染を回避しようとしていた可能性のあることを指摘している［今津　二〇一九］。こうした指摘に加え、インドのカースト制度を支える浄不浄の観念が感染症に由来するとみる説が複数存在することをもふまえると［山本 二〇一一］、都市化の進む九世紀以降の平安京において、感染症の伝染に対する恐怖という身体感覚上の経験が、穢観念の肥大化の土壌をなした可能性が浮かび上がってくる。ただし、中世において疫病は神や怨霊さらには鬼によってもたらされると考えられていたこと、それらと穢とは別の概念であったことを指摘する研究もある［片岡 二〇一四］。こうした指摘に留意しつつ、穢と感染症との関係、および感染症が中世身分制の成立に影響を与えた可能性について、今後あらためて検討していく必要がある。

一方宿業観とは、前世での行いが現世の報いとなって現れるとする仏教思想で、癩の身になることは前世での行いにもとづく「業罰《ごうばつ》」の表現としてとらえられ恐れられた［横井 一九七四］。癩を「特別な業病」とする認識は、古代にはなかったもので、中世、とくに鎌倉期以降に一般化していくことが指摘されている［吉野 一九九九］。

中世前期、ハンセン病者は古代律令制下の賑給《しんごう》にかわる中世の国家的施行である「濫僧供《ろうそうく》」（「濫僧」は「非人」とほぼ同義、『塵袋』第五）の対象となった［丹生谷 一九七九］。この賑給から濫僧供への国家的施行の転換は、施行対象者を支配秩序へ包摂する志向から排除する志向への転換を意味し、この転換を合理化するうえで重要な意味をもったのが宿業観であった［吉野 一九九九］。ハンセン病者に対する施行は、叡尊など宗教者によっても行われており、生身の文殊菩薩に見たてられたうえで供養の対象とされたほか［細川 一九七九］、湯屋における施浴の対象ともなり、これを行う者に功徳をもたらすものと認識された。こうした施行・施浴の根底には、民衆の癩病に対する恐怖と身体的穢れに対する恐れとがあり、さらにはこうした民衆の恐怖をからめとる宗教的イデオロギーの存在があったことが指摘されている［黒田 一九八二b］。

このように、中世のハンセン病者は、穢観念や宿業観によって、排除・差別の対象となった。一三世紀のヨーロッパにおいてもハンセン病が流行しており、約二万のハンセン病療養所（レプロサリウム）が存在していたという［山本二〇一二]。日本中世においても、悲田院や清水坂の長棟堂など、ハンセン病者を収容・療養した施設の存在をわずかに確認できるものの、病者たちは基本的には各地に自然発生的に形成された非人宿に包摂され、物乞いをして生活をしていた。ハンセン病者が、穢観念や宿業観のもとで、共同体はもとより国家権力の支配秩序からも排除されていたこと、かわりに、非人集団に包摂され、非人身分として社会の最下層におかれていた点に、日本の中世社会固有の特徴が現れているといえよう。

三　「非人」化の過程

それでは、ハンセン病者の非人集団への包摂は、どのようになされたのであろうか。

まず、ハンセン病者が包摂されていく非人集団（非人宿）の特徴について説明しておくと、中世の非人集団は、①長吏とその配下の集団、②乞食非人・不具者、③癩者、の三階層からなっていたことが明らかにされている。中世非人の中核をなしたのは、このうち②と③であり、なかでも③が最も穢れた存在として差別されていた［黒田 一九八二a］（図1）。すでに一一世紀には、都市京都の周縁部に位置する清水坂に②・③の層をなす人々が集住しており、一三世紀には京都や奈良・鎌倉などの都市の周縁部に、癩者を内包し長吏によって統率される非人宿が形成されている。

非人宿にハンセン病者がとりこまれていく過程を具体的に語る史料は、ほとんど遺っていないが、京都の清水坂に形成された巨大非人宿の長吏七名によって書かれた一三世紀の起請文から、当該期の京都の場合についてその様子をうかがうことができる（「金剛仏子叡尊感身学正記」建治元年八月二七日条）。この起請文によれば、京都市中においてハンセン病にかかった者がいるという情報が長吏のもとに寄せられると、その病者の家に非人が派遣され、症状が重く在家の居住もままならない者については、非人集団に組み入れられたという。ただし、病者もしくはその家族が長吏に対し相応の金銭を支払えば、そのまま家にとどまることもできた。そのさい、多くの非人が派遣され、金銭を過分に要求するような状況も発生していたもようで、長吏は起請文において今後このような行為を行わないと誓約している。ここから、病者が非人となるかどうかは、病者の家の経済力に左右されたことがわかる。非人集団の一員となった場合には、長吏の監督のもと、京都市中で乞食を行って生きる生活が待っていた。長吏がハンセン病者を集団内にとりこんでいく背景には、ハンセン病者の数と様相が「乞場」での施行・喜捨の程度に影響する、物乞いの場の過酷な「現実」があったと考えられている〔横井 一九七四〕。

こうしたハンセン病者の「非人」化は、中世を通じてみられたものと考えられるが、「非人」化の前提となる、ハンセン病者の所在情報の把握は、どのようになされていたのだろうか。これを直接に明らかにする史料は遺っていないが、時代が下って一五世紀〜一六世紀の京都北野天満宮の史料のなかに、手がかりとなる事例を二つほど見出すことができる。

まず一つは、一五世紀末、京都北野天満宮の「宮仕《みやじ》」（下級僧）が癩病にかかっているとの訴えがあり、天満宮がその疑惑払拭のため奔走したという事例である（『北野社家日記』明応六年四月二七日条）。この事例でまず注目されるのは、対応する天満宮側が、癩病ではなく「血中風」で

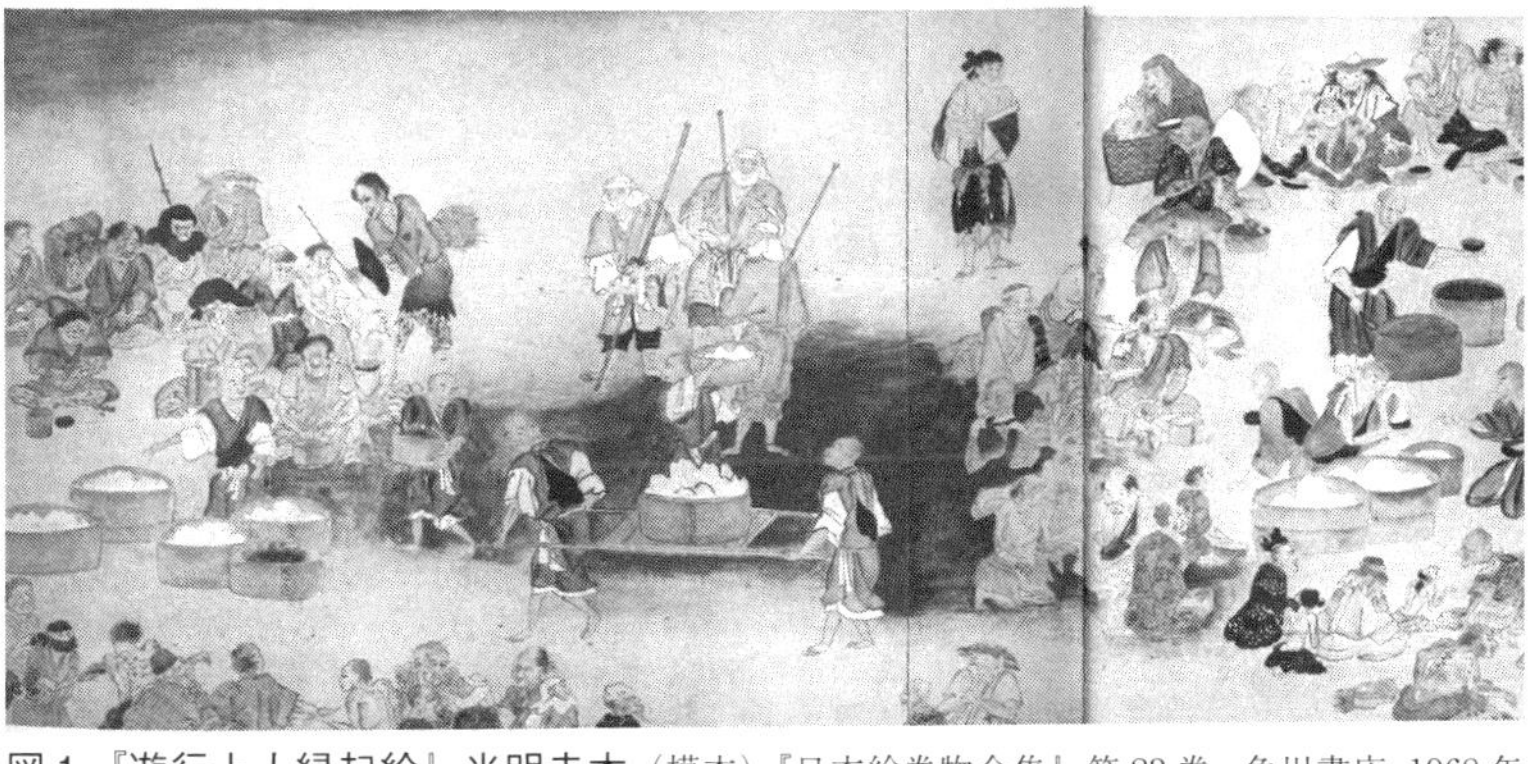

図１『遊行上人縁起絵』光明寺本（模本）『日本絵巻物全集』第23巻，角川書店，1968年
尾張国甚目寺で施行を受ける非人たち（左から，癩者の集団・３人の非人長吏・乞食非人の集団）

あるとの薬師の診断を宮仕本人から確認するばかりでなく、室町将軍の医師である上池院の診断書まで獲得して疑惑否定に動いていることである。上池院の「度々の書状」によってようやく疑惑の否定がかなっていることから、ひとたび癩病であるとの疑いがかかるとその疑いを払拭するのは容易ではなかった様子がうかがえる。

次に注目されるのは、訴えを受けて天満宮に問い合わせているのが「使節」・「年預代《ねんよ》」の上林房であったことである。この上林房は、天満宮の本寺である比叡山延暦寺（当時は神仏習合のもと、寺社間で本末関係が結ばれていた）の僧侶であったばかりでなく、室町幕府が延暦寺内部に設置した「山門使節」とよばれる役職にもあった有力僧であり、なおかつ「犬神人年預《いぬじにんねんよ》」もしくは「犬神人年預代」という立場にあった。「犬神人年預」の「犬神人」とは、清水坂非人長吏の別称であり、「犬神人年預」とは、一五世紀半ば以降、室町将軍が清水坂非人集団を支配するため設置した職であった（こうした動きの前提には、一三世紀から続く、延暦寺とその末社祇園社による清水坂非人集団に対する支配がある。詳しくは［三枝二〇〇二］参照）。すなわち上林房は、癩病者を内包する非人集団を将軍のもとで統括する任務を帯びていたのであり、その任務の一環として宮仕が癩病者かどうかを天満宮に問い合わせているのである。したがって、もし宮仕が癩病であった場合には、上林房から非人長吏へと情報が伝わり、非人集団に包摂されていったものと考えられる。宮仕が癩病にかかったという「訴訟」を起こしたのは誰なのか、残念ながら史料から判明しないものの、この事例から、幕府―上林房―清水坂非人集団という支配秩序を前提に、癩病者の「発見」を促すしくみが存在した可能性を読みとることができる。

もう一つ、同じく北野天満宮の宮仕の事例となるが、一六世紀はじめ、宮仕の子どもが癩病にかかったことが判明し、天満宮から追放刑を受けるという事例がある（『北野社家日記』永正四年一二月条）。この事例で注意されるのは、天満宮の上級僧から、子どもが癩病にかかったのではないかと追及された父親の宮仕が、癩病ではないと強く否定していること、それにもかかわらず、父子の属する宮仕集団の訴えによって再度の追及がなされた結果、癩病であることが判明し、父子ともに追放刑に処せられていることである。父子の追放を決定したのは天満宮内の上級僧であるものの、その決定が、父子の所属する宮仕集団の訴えを契機としてなされている点を見過ごすことはできない。ハンセン病者を排除しようとする志向が、組織内の上位権力のみならず病者の所属する集団や共同体においても共有されていたことが読みとれる。

以上二つの事例と、非人長吏の起請文の内容とをふまえるならば、長吏のもとにハンセン病者の所在情報が寄せられるその前提には、組織や共同体におけるハンセン病への強い忌避感さらには恐怖感があったと考えられる。すなわち、ハンセン病者に対する排除を促し強化する観念やイデオロギーが権力側から流布されていったものであったとしても、排除を厳格なまでに遂行する主体は、むしろ病者の所属する集団や共同体であったのである。

おわりに

共同体から排除され、非人集団の一員となった中世日本のハンセン病者は、穢と業罰を身に受けた存在として差別されながらも、参詣路や交通路など、人々の行きかう開放された空間に生きていた。こうした中世のハンセン病者のありようは、国家権力により強制隔離・療養所収容された近代以降のハンセン病者のありようとは異なるものであることから、かつて、彼らが身を置く場の開放性に価値をおく見解を示したことがある［三枝 二〇一六］。しかし、その開放性は都市空間における境界性・周縁性を前提とするものであり、なおかつ施行を受けて生きねばならない生活実態に即して現れるものであった。また彼らを包摂した非人集団には明確な階層差があり、彼らを管理する長吏は武装し兵具をもって抗争できるほどの暴力を有し［藤木 一九九七］、自立的な性格を帯びた非人裁判権を行使しうる存在であった［大山 一九七六］。このような点にあらためて留意するならば、中世のハンセン病者もまた、開放性のもとにあったと考えるよりむしろ、中世固有の隔離と収容のもとにあったととらえるべきではなかろうか。

このように考えてみたとき、非人宿の長吏が、一三世紀から一四世紀にかけては興福寺・延暦寺という巨大寺社権門に、また一五世紀には室町幕府の支配・統制を受ける立場にあったこともまた、見過ごすことはできない。とりわけ一四世紀に京都市政権を確立した室町幕府が、一五世紀には犬神人年預を通じてハンセン病者の「発見」やその「非人」化に関与しうる位置にいたことをふまえるならば、一見すると国家権力の介在なくして行われているかのようにみえる中世の隔離や収容も、そうではなかった可能性が浮かび上がってくる。あたかも自主的かつ自律的に行われているかのようにみえるハンセン病者の排除と包摂の前提には、ハンセン病者を体制内に包摂し救済するしくみをもちえなかった国家の機能不全がある。その不全を覆うために、差別観念の流布と排除そして非人集団による包摂の促進が、国家権力とこれを支える権力によってなされたというのが中世日本の実情だったのではなかろうか。

一二世紀に出現する、法然の仏教思想の画期性を明らかにした平雅行は、当時流布していた宿業観を、差別や貧困の正当化に寄与した「究極の自己責任論」とみなし、日本中世は「国家の公共的機能が崩壊し、治安維持すらままならない」「極端なまでの小さな政府の時代」であったと述べている［平 二〇一八：〇八五］。現代日本の中世化ともいうべき状況が、新型コロナウイルスの感染拡大によって浮き彫りになっている。差別と貧困の要因を自己責任としない社会をいかにして構築するのか、今後も歴史研究を通じて考えていきたい。

文献一覧

今津勝紀「脚夫・乞食・死穢」佐々木虔一・森田喜久男・武廣亮平編『日本古代の輸送と道路』八木書店、二〇一九年
大山喬平「中世の身分制と国家」『日本中世農村史の研究』岩波書店、一九七八年、初出は一九七六年
勝俣鎮夫「ミ、ヲキリ、ハナヲソグ」網野善彦・石井進・笠松宏至・勝俣鎮夫編『中世の罪と罰』講談社学術文庫、二〇一九年、

初出は一九八三年
黒田俊雄「中世の身分制と卑賤観念」『黒田俊雄著作集』第六巻、法藏館、一九九五年、初出は一九七二年
黒田日出男「史料としての絵巻物と中世身分制」『境界の中世　象徴の中世』東京大学出版会、一九八六年、初出は一九八二年a
黒田日出男「中世民衆の皮膚感覚と恐怖」前掲『境界の中世　象徴の中世』、初出は一九八二年b
平　雅行『法然――貧しく劣った人びとと共に生きた僧』山川出版社、二〇一八年
丹生谷哲一「非人施行と公武政権」『検非違使――中世のけがれと権力』平凡社、二〇〇八年、初出は一九七九年
藤木久志「村の傭兵」『飢餓と戦争の戦国を行く』朝日新聞社、二〇〇一年、初出は一九九七年
細川涼一「叡尊・忍性の慈善救済――非人救済を主軸に」『中世の身分制と非人』日本エディタースクール出版部、一九九四年、初出は一九七九年
三枝暁子「中世犬神人の存在形態」『比叡山と室町幕府――寺社と武家の京都支配』東京大学出版会、二〇一一年、初出は二〇〇二年
三枝暁子「清水坂の歴史と景観」小林丈広・高木博志・三枝暁子『京都の歴史を歩く』岩波新書、二〇一六年
山本太郎『感染症と文明――共生への道』岩波新書、二〇一一年
横井　清「日本中世における卑賤観の展開とその条件」『中世民衆の生活文化』東京大学出版会、一九七五年、初出は一九六二年
横井　清「中世民衆史における『癩者』と『不具』の問題」前掲『中世民衆の生活文化』、初出は一九七四年
吉野秋二「非人身分成立の歴史的前提」『日本古代社会編成の研究』塙書房、二〇一〇年、初出は一九九九年

「衛生」と「自治」が交わる場所で――「コロナ禍」なるものの歴史性を考える

石居　人也

はじめに――「コロナ禍」におもう

コロナ禍――ＣＯＶＩＤ―19を前にした時代や社会のありようを表現する言いまわしとして、人口に膾炙した感のあるこの言説に、わたしはずっとひっかかっている。それにはじめて接したのがいつだったのかは判然としないが、試みに新聞各社の記事にあたってみると、『毎日新聞』二〇二〇年三月七日、『朝日新聞』同一二日、『読売新聞』同二八日と、三月中にはいずれの紙面にも登場し、以来膨大に再生産されている。初出記事がいずれも、「コロナ禍」に説明を加えていないことから、すでに巷間にあふれていたのだろう。

違和感の淵源をたどってみると、ＣＯＶＩＤ―19の流行が「禍」、つまり「不幸をひきおこす出来事」「わざわい」「災厄」(『日本国語大辞典』)ととらえられていることにゆきつく。もちろん、流行は歓迎すべきことだといいたいわけではない。ただ、流行によってこうむる影響やそれとの向きあい方は、決して一様ではなく、極端にいえば、巧みに対応してこの状況を「福」とする者もいる。そうした、人や社会と病との多様な関係性を捨象して、あたかも人の意思ではコントロールできない、「わたしたち」の前に等しく立ちあらわれた共通の「災厄」であるかのような状況把握に、ひっかかりを覚えたのである。

これまでにその流行が「禍」とあらわされた病を、同様に新聞紙面にさがしてみると、コレラを筆頭に、赤痢・天然痘・ペスト・結核などで確認できるが、その記事は多くても数十件、大抵が数件であり、二〇二〇年三〜八月の半年で、一万二〇〇〇件を超えているCOVID–19には遠く及ばない。この間、COVID–19をめぐって日本で生じた事態の要諦は、おおよそつぎのようなことだとわたしはみている。医学・医療の世界では、検査・入院（隔離）・対症療法が試みられ、感染力や感染経路などの分析をとおして予防法や治療法が模索された。行政は、「緊急事態」を宣言し、感染拡大防止策としての休業や移動「自粛」の要請、渡航の制限・禁止などを実施する一方、法的根拠のないロックダウンを見送った。社会では、当初の他人事感から一転しての混乱、"stay home"の高唱や特定業種の危険視、給付や補償の希求、感染拡大防止と経済活動の両立をめざすなかでの相互監視や私的制裁などが、惹起した。

こうした事態を未曾有ととらえる意識が、「コロナ禍」言説の根底にはあるようにおもう。だが一方で、「コロナ禍」なるものに見舞われた社会に生起した事象にもまた歴史性がある。そこで本稿では、「コロナ禍」なるものによって照らしだされたもののひとつが、人や社会の関係のあり方にあるとみて、一九世紀後半以降の日本における伝染病／感染症との対峙が、人や社会の関係のあり方をどのように規定してきたのかを跡づける。現在を起点に過去を歴史的に問い、歴史を起点に現在をとらえなおす試みとなる。

一　コレラと「衛生」がもたらしたもの

感染しない／させない

COVID–19をめぐっては、感染しないよう予防するのとおなじかそれ以上に、感染させないことが求められている。こうした発想は、日本では一九世紀の後半、コレラの流行がくり返されるなかであらわれた。劇症、短時間での重症化、高い死亡率などによって、時代を画する病となったコレラは、強い感染力をもって、広範囲にわたる人の移動に乗じてパンデミックをひきおこした。それに対して、既存の知である「養生」は、肉体と精神の安定をはかり、天道にしたがって自制・自律的に無病長寿をめざす、個々人の生活規範・指針としての意味あいが強く、予防・治療の発想こそ内包していたものの、限界を露呈する。

そこにあらわれたのが、あらたな知としての「衛生」だった。欧米の"sanitary""health""Gesundheitspflege"などの概念に由来するそれは、人々の「生をまもる」ことを行政の役割と位置づけ、清潔法・摂生法・隔離法・消毒法の四つを「衛生」の処方として提示した。このうち、病者と未感染者との接触を阻止する隔離法と、病者や病死者の身体や身のまわりの品、家や地域などを消毒して二次感染を防ぐ消毒法は、いずれも「養生」には含まれなかったもので、感染させないことに重きをおいている。病をめぐって、行政が「衛生」を根拠に人と人とのあいだにわけ入り、その関係のあり方を規定したのである〔成田　一九九五〕。

「防疫圏」としての町村

コレラを前に人々は、感染しない／させないを追求することになった。とりわけ未感染者の関心は、感染しないことに偏重し、場合によってそれは、感染させないを反転させた、〈感染させられない〉へと転化した。それは、ひとたび感染すれば、隔離や消毒の対象者にされることと無関係ではなかった。人々の視線は、否応なく病者・病死者の在処と行方に注がれ、報道や物理的な目印でそれが示され、移送・隔離・交通遮断・消毒などが実施された〔小林　二〇〇二〕。

このとき、感染を防ぐための「防疫圏」と措定されたのが、大きくは国家、小さくは家であり、そのあいだにあって要と位置づけられたのが町村だった。行政は、防疫を実践する重要な単位を町村とし、公選の衛生委員を責任者として、外からの感染源の侵入を断ち、ひとたび町村内で感染者が生じれば、感染範囲を特定して封じこめる方針をとった。このことは、人々に町村という領域を強く印象づけた。一八七〇年代から八〇年代に頻発したコレラ騒擾では、コレラを神に見たててその依代を村外に放出するコレラ送りなど、村を単位としたフォークロアもみられた。フォークロアそのものは、近代的な価値観のもとでは否定されてゆくが、領域性に関していえば、「衛生」の教えと通底していたことになる。また、他村の病者・病死者が自村の避病院や火葬場に送られることや、自村を通過すること、さらには自村に避病院や火葬場などの衛生施設が設けられること、などに対する忌避に端を発した騒擾において、人々はしばしば、町村を単位とした領域性を盾に、「衛生」の処方に対抗した。そこには、「衛生」の教えを逆手にとってリスクを回避しようとする人々のしたたかさと、そのしたたかさを足がかりに「衛生」規範が浸透する様相とが、透けてみえる〔石居 二〇〇四〕。

「自治」という軛

町村を単位として「衛生」の処方を実践する取り組みは、「自治衛生」などと称され、衛生行政を所管する内務省衛生局によって、その実現がめざされた。それには、一人ひとりが「自らを治める」という自発性・能動性をもって、「生をまもる」実践に取り組むことが不可欠だった。一方にあったのは、衛生行政を警察の手にゆだね、処罰などをともなう強権性をもって「生をまもる」という選択肢である。一八八六年の「地方官官制」で、地域の衛生行政が警察の所管となったことは、「自治衛生」路線からの大きな転換であり、衛生局長の長与専斎には「十九年の頓挫」（『松香私志』一九〇二年）として記憶された〔笠原 一九九九〕。

「市制」「町村制」をふまえて一八九七年に施行された「伝染病予防法」では、地方長官と市町村が大きな役割を担うこととされ、「自治衛生」路線が回復する。しかし「頓挫」の経験は、人々の前に、警察的か「自治」的かという「衛生」のあり方をめぐる二項対立の構図を提示し、あからさまな強権性を忌避する心性が、人々を「自治」へと駆りたてた。この「自治」という構えによって、感染しない／させない／させられないという規範／心性が、人々の日常の生活領域に入りこみ、人や社会の関係を根深く規定し、非対称な関係をつくりだしてゆく。

二　癩／ハンセン病者の隔離から考える

「自治」に根ざした隔離

二〇世紀には、克服すべき病として視線を集めた癩／ハンセン病をめぐって、「絶対隔離」などとも称される療養所への隔離収容が政策として進められた。その隔離政策は、法律の施行を画期として、三つのフェーズでとらえうる。①「癩予防ニ関スル件」（一九〇九年施行）による、対象を自力療養不能な病者にかぎった限定的隔離の時代、②「癩予防法」（一九三一年施行）による、「病毒」を伝播する危険性が認められる者へと対象をひろげた隔離方針前面化の時代、③治療薬の国内製造と治験に成功してもなお、「らい予防法」（一九五三年施行）によって隔離方針が維持された時代（～一九九六年）、である。「らい予防法」には、知事は療養所への入所「勧奨」にしたがわない者に対して、入所を命じたり、即入所の措置をとりうる（第六条）とある。病者の収容には警察も動員されたが、隔離の制度設計は「自治」に根ざしていたのである。

病者自らが「求めた」隔離

療養所当局が、一〇〇名を超える療養者の声を集録した『癩患者の告白』（内務省衛生局、一九二三年）という刊行物がある。それによれば、かれらのうちの一定数が、罹患や発病の発覚によって、地域や親族、場合によっては肉親からも疎んじられた経験をもち、それに耐えかねて、あるいはそれを恐れて、離郷し、放浪を続けるなかで、苛酷な経験をかさねている。そうしたなかで、安住の地を求める心が芽生え、役人・医師・警察官などの紹介や仲介で、療養所へと足を踏みいれたという。かれらのなかには、療養所や役場などの前で収容を懇願した者や、一度は嫌気がさして療養所をでたものの、舞い戻ったという者もいる。かれらにとって、療養所が想像どおりの場所だったとは到底いえないが、それでもかれらの多くは、療養所をでることより先に、療養所の環境改善を訴えた。それは、外の社会で癩／ハンセン病を抱えて生きることが、いかに辛く、困難であるかを、身をもって知っていたからだった。それゆえかれらは、外の社会が変わらないのであればという仮定のもと、隔離の強化や「癩村」「癩島」といった、療養者による自己完結的なコミュニティの創出を求めた。行政が用意した隔離の場と根拠とプロセスを前に、「自治」の心構えをもって、「生をまも」ろうとした一人ひとりの行為が、病者を療養所へと駆りたて、囲いこんだ。そのつみかさねが、「絶対隔離」の内実であることを、忘れてはならない〔石居 二〇〇七〕。

「自治」のかたち

病や病者との向きあい方、換言すれば「自治」や「衛生」のあり方も、多様でありえた。癩／ハンセン病への対処法には歴史的・経験的な蓄積があり、地域によっては、病者を集落内や近接地に住まわせ、日常の交際には特段の制約を設けないという「自治」もみられる。あるいは、湯治場や霊場など、病者が集住する場もあった。背景には、癩／ハンセン病が「天刑」「宿業」に起因する、ないし遺伝するといった認識がある。隔離政策は、そうした病や病者との向きあい方の多様性を急速に失わせた。とりわけ、治療の場を療養所にかぎった影響は小さくなかった。一方で、群馬県草津の湯之沢部落や「自由療養地」構想、京都帝国大学の皮膚科特別研究室や大阪皮膚病研究所など、病者が療養所外で生きる途を担保する取り組みが、隔離政策下にも存在していた〔廣川 二〇一一〕。

「自治」はまた、療養者にとっても重要な意味をもった。療養所を生きる場所に定めた療養者にとって、療養所でいかに主体的に生きるかは切実な課題だった。そこで、療養者による療養所の「自治」がめざされ、許容された時期や内容に差はあるものの、各療養所でそれが実現していった［松岡 二〇二〇］。病者を療養所へと駆りたてた「自治」は一方で、療養者の生のよりどころともなったのだ。療養所は、当局者・医療スタッフ・療養者による、緊張をともなった交渉の場であるとともに、多様な出自や来歴をもつ療養者たちの共同生活の場でもあった［金 二〇一九］。療養所における「自治」には、療養所当局による療養者管理の一翼を担ったとの評価、療養者のあいだにある温度差を浮き彫りにした側面、療養者同士をむすぶ役割など、いくつもの相貌がある［阿部 二〇一五、阿部・石居 二〇一三］。

隔離の生命力

癩／ハンセン病者の隔離は、「絶対隔離」という言いまわしとは裏腹に、現場での運用によって、その現象の仕方が大きく左右された。外出・一時帰郷・社会復帰もそれに該当し、フェーズ①や③以降はもちろん、②においても可能な場合があった。一方で、離郷以来、郷里とのつながりを断っている者、外出や一時帰郷のさいに苦い経験をした者、社会復帰を果たしたものの生活に困難をきたして療養所に戻る者などもいる。「らい予防法」が廃止され、すべての療養者が回復者となった今日にあっても、療養所を離れない／離れられない療養者は少なくない。癩／ハンセン病者の隔離が、その法的根拠を失ってもなお、療養者とかれらをめぐる人や社会の関係を縛っているのは、それが「自治」に根ざして進められたことと無縁ではないはずである。

おわりに――あらためて「コロナ禍」について考える

ここまで、コレラや癩／ハンセン病をめぐって採られた「衛生」の処方と「自治」という構えについて、歴史的に問うてきた。そこでは、感染しないことに加えて、感染させないことが求められ、それはやがて、〈感染させられる〉ことへの恐れと表裏一体となり、「衛生」は反発や無関心に曝されつつも、規範として力をもつようになった。また、「衛生」をめぐっては、「自治」的／警察的という二項対立の構図が立ちあらわれ、あからさまな強権性（警察的）への忌避が、「衛生」への自発性・能動性の発露（「自治」的）へと結びつく回路が開かれたのだった。こうした、〈感染させられる〉ことへの恐れと「生をまもる」ことへの自発性・能動性は、癩／ハンセン病者の隔離をめぐって、よりはっきりと作用した。隔離政策にかかわる三つの法律によって隔離の舞台装置が用意されると、従来多様でありえた病者の生き方や、病・病者との向きあい方は、隔離収容へと大きく傾斜していった。もちろん例外はいくらもあったし、病者や療養者のあいだにも、かれらを取り巻く人々のあいだにも、ひとくくりにはしえない分断や非対称が存在する。そのような意味でいえば、本稿における把握の仕方も、平板のそしりは免れないが、さいごに、それらをふまえたうえで、いまいちど「コロナ禍」について考えることをもって、本稿を結びたい。

「コロナ禍」という言いまわしにはやはり、ＣＯＶＩＤ―19のパンデミックに曝されたことを、あらゆる人々の前に立ちあらわれた一律の危機としてみせる力があるようにおもう。それは、得体の知れない病を「正しく恐れ」、一致団結して危機を乗り越えるための前提となる状況認識といえよう。それは、パンデミックとの向きあい方としては、理にかなっているようにもみえる。だが、ＣＯＶＩＤ―19の受けとめ方や、それがもつ意味は、容易には一律化できない。それはたとえば、高唱された“stay home”が一人ひとりにもった意味の、途方もない隔たりひとつをとっても、想像できるだろう。また、得体の知れない病を「わたしたち」にとっての「禍」ととらえることは、それに罹患した者やその関係者をも、「わたしたち」の範疇から排する心性の喚起にも通じかねない。あるいは、この半年間、くり返し「要請」されてきた「自粛」は、最終的には個々人の心構えの問題であり、裏を返せば、リスク覚悟で「動く」という選択肢を排除するものではないはずである。だが実際には、「わたしたち」に感染させるリスクをともなって行動しているとみなされた者に、私的制裁が加えられたりもした。そのような、自己決定を許容しない危機との向きあい方を、「コロナ禍」という言いまわしは体現し、それを現実のものにしてしまっているようにみえるのである。本来「自治」の範疇にあるはずの「自粛」が、相互監視の対象となり、「警察」の語と結びついた「自粛警察」は、「自治」に内包された陥穽を端的にいいあらわしているようにおもう。それが仮に、「未曾有」と感じられる事態であったとしても、簡単に彼我を峻別してしまわない姿勢をいかに保つのか――それこそが「コロナ禍」なるものを前に問われている。

文献一覧

阿部安成『島で――ハンセン病療養所の百年』サンライズ出版、二〇一五年
阿部安成・石居人也「香川県大島の療養所に展開した自治の痕跡――療養所空間における〈生環境〉をめぐる実証研究」『滋賀大学環境総合研究センター研究年報』第一〇巻第一号、二〇一三年
石居人也「死せる彼ら／生きるわれわれ――コレラ流行下における遺体処理をめぐって」森村敏己・山根徹也編『集いのかたち――歴史における人間関係』柏書房、二〇〇四年
石居人也「政策的隔離草創期におけるハンセン病「療養」者の声――『癩患者の告白』を聴く」黒川みどり編著『〈眼差される者〉の近代――部落民・都市下層・ハンセン病・エスニシティ』部落解放・人権研究所（解放出版社）、二〇〇七年
笠原英彦『日本の医療行政――その歴史と課題』慶應義塾大学出版会、一九九九年
金　貴粉『在日朝鮮人とハンセン病』クレイン、二〇一九年
小林丈広『近代日本と公衆衛生――都市社会史の試み』雄山閣出版、二〇〇一年
廣川和花『近代日本のハンセン病問題と地域社会』大阪大学出版会、二〇一一年
松岡弘之『ハンセン病療養所と自治の歴史』みすず書房、二〇二〇年
成田龍一「身体と公衆衛生――日本の文明化と国民化」歴史学研究会編『講座世界史　四　資本主義は人をどう変えてきたか』東京大学出版会、一九九五年

アメリカ社会とコロナ禍
——人種マイノリティ差別とブラック・ライヴズ・マター運動

貴堂　嘉之

一　アメリカ合衆国の新型コロナウイルス対応と人種マイノリティ

アメリカ合衆国でいま新型コロナウイルスが猛威を振るっている。米国疾病予防管理センター（以下CDC）を有効活用できず、最先端の高度医療を誇るはずのアメリカが、公衆衛生や医療保険の脆弱さを露呈したかたちとなっている。ニューヨークタイムズ紙によれば、米国で確認された感染者は二〇二〇年八月三〇日、六〇〇万人を超えた。世界の感染者が約二四〇〇万人であるので、一つの国で世界の四分の一の感染者を抱えていることになる。

COVID−19の死者については、戦争国家アメリカらしく、米国が経験した戦争の戦死者との比較で、四月末には早くも朝鮮戦争（五万四二四六名）、ベトナム戦争（九万二〇〇名）を超え、六月中旬には第一次世界大戦時の戦死者（一一万六五一六名）を上回る事態となったと報じられた。九月末には死者は二〇万人を超え、最初のテレビ討論会後の一〇月二日にはトランプ夫妻がコロナ陽性の診断を受けたと報じられ、大統領は入院を余儀なくされ、一カ月後に迫った大統領選に大きな影響を与えることは必至だ。ワシントン大学の予測では、今年一二月までに死者は三二万人にまで膨れあがり、二〇二一年中には第二次世界大戦の戦死者四一万人に迫る可能性が警告されている。

本稿では、アメリカ合衆国における感染症と排外主義、人種差別との関係史を振り返りつつ、なぜアメリカ合衆国でこれほどまでに新型コロナウイルスが感染拡大したのか、その感染者数や死者の人種・民族別統計からみえてくるアメリカ社会の深層にある貧困や差別を問う。また、コロナ禍で再点火されたブラック・ライヴズ・マター（黒人の命は大事）運動（以後、BLM運動）で浮かびあがった、アメリカ社会の構造的な不平等、制度的差別を分析するための現代歴史学の課題を考察してみたい。

米国社会がこれほどまでの感染拡大に陥った背景に、「科学」を語る言葉をもたぬトランプ大統領の場当たり的な感染症対応があったのは明らかだ。二月には、「国家安全保障上の脅威になる」との警告を受けていたにもかかわらず専門家の提言を無視し、一貫して感染予防策を軽視してきた。かたくなにマスク着用を拒んできたトランプ大統領が一転してマスク着用を「愛国的」な行為だと推奨するようになったのは、七月末のことだった。ブラジルのボルソナーロ大統領も同様だが、トランプやその支持者がマスク着用を拒否した理由は、強い指導者像の支えとなっている「弱みをみせない」マスキュリニティと白人性にあるとされる。「マスクをするのはアジア系」というステレオタイプがあり、マスクをした黒人を犯罪者と決めつけるレイシズムとそれらは表裏一体の関係にある。六月の世論調査ではマスク着用に関して、リベラルな民主党員が八三％着用していると回答したのに対して、共和党員では四九％にとどまるなど、マスク着用問題が大統領選を控えて党派性を帯びてしまったことも、感染拡大の一つの要因と考えられる。

またより深刻なのは、COVID-19が特定の人種マイノリティや貧困層に大打撃を与え、アメリカ社会の深層にある分断、格差、差別を浮き彫りにしたことだった。米国における感染者数、入院者数、死亡者数は、CDC発表のデータ統計（表1　二〇二〇年八月八日付け）からも明らかなように、貧しく脆弱な人種マイノリティ集団に、最も深刻な影響をもたらしている。すべての年齢層において、黒人やヒスパニックのほうが白人に比べて死亡率が高く、若い四五歳から五四歳までの年齢層ではじつに六倍以上の格差があるとされる。

表１　アメリカ合衆国における人種・民族別の発症・入院・死亡率　（対白人比）

対白人比	先住民	アジア系	黒　人	ヒスパニック
感染者数	２．８倍高	１．１倍高	２．６倍高	２．８倍高
入院者数	５．３倍高	１．３倍高	４．７倍高	４．６倍高
死亡者数	１．４倍高	１倍以下	２．１倍高	１．１倍高

出典　米国疾病予防管理センター（CDC）CS319360-A 08/08/2020 in csc.gov/coronavirus より作成。

なぜ彼らが最大の被害者となっているのか。それは、黒人やヒスパニックが、対人接触を避けることができない職種、たとえば医療分野の看護や介護、清掃、ガードマン、バスの運転手、配送、食品小売り、建設、ゴミ収集など、感染リスクの高い仕事に従事していることにある。感染症拡大のなか、ライフラインを維持するために各々の現場で働く彼らには、感謝や尊敬の念を込めた呼称として「エッセンシャルワーカー」という呼び名が与えられるが、この病欠がなかなか認められない業種を支えているのは圧倒的に人種マイノリティ集団であり、移民労働者なのである。アメリカ社会が彼らの生活や命を本当に「エッセンシャル」と考えているかはきわめて疑わしい。

彼らはもともと密集した集合住宅など貧しい住環境に置かれ、貧しさゆえにオバマケア以後も高額化してきた医療へのアクセスも困難な階層である。医療保険に未加入の労働者が多く、また高血圧や肥満、糖尿病などの基礎疾患をもつ者が多いこともあって、重症化率、致死率がなおさら高くなってしまう傾向にある。

こうして感染被害が人種マイノリティに集中する傾向は、グローバルノースの他の地域、イギリスやカナダ等でも顕著であり、新自由主義的な欧米各国の政策の結果、国内においてますます大きくなっている経済格差、医療格差をＣＯＶＩＤ−19が浮き彫りにしたかたちとなっている。

二　移民国家アメリカの公衆衛生と外国人嫌悪／排外主義小史

感染症と人種マイノリティの関係史を新大陸「発見」の一五世紀末にまでさかのぼって振り返れば、アメリカ先住民とヨーロッパ人、そしてその後、奴隷交易により連れてこられたアフリカからの黒人らが出会う多人種・多民族遭遇の場として、南北アメリカ大陸の歴史は常に未知なる感染症との戦いという位相に位置づけられるものであった。

アメリカ大陸がヨーロッパに「発見」される以前、西半球には独自の生態系があった。それが一五世紀末以降、西半球から東半球へ、逆に、東半球から西半球へと、食物・植物・動物・ヒトが大規模に往来し、グローバルに交換されるようになったことで世界の生態系、農業や文化は激変した。このいわゆる「コロンブス交換」には当然のことながら、大西洋をまたぐ感染症の交換も含まれた。アステカ帝国やインカ帝国の征服の背景には、スペイン人がもたらした天然痘などの感染症がアメリカ先住民の人口を激減させたことがあった。大西洋奴隷交易を通じては、致死率の高い熱帯性マラリアがアフリカからアメリカに持ち込まれた。それ以外にも、麻疹や発疹チフス、インフルエンザ、ジフテリア、黄熱病、デング熱などの感染症が持ち込まれ、南北アメリカ社会を作りかえていった［飯島　二〇一八］。

また、合衆国建国後の時代になると、今度は世界中からアメリカをめざして渡航してくる移民たちが持ち込む感染症、病気との戦いが始まった。移民国家アメリカは、一八八二年の排華移民法で中国人労働者の入国を停止するまで、原則的にすべての移民を受け入れる自由移民の体制をとっていた。こうした体制がとられたのは、アメリカ側に常に大きな労働力需要があり、移民政策そのものが、決して排斥のためではなく、労働力創出のための巨大な包摂メカニズムであり続けたからである。

しかし、産業界や農業分野の利害を優先した移民受入政策は、一九世紀段階から、白人労働者階級による雇用排斥や人種主義を引きおこし、反発を招いてきた。現在までに五〇〇〇万人以上の移民を受け入れてきた世界最大の移民受入国であるアメリカ合衆国は、「自由の女神」の台座に刻まれたエマ・ラザラスの詩のように、抑圧・貧困から逃れてきた世界中の人々を遍く無条件で受け入れる「人類の避難所」として、自画像を思い描いてきた。だが、実際にはその自由移民の原則は一八八二年を皮切りに幾度も破られてきたし、帰化法や移民法には人種・民族・階級・ジェンダーの観点とともに、得体の知れぬ感染症を持ち込むことを阻止する公衆衛生の観点からも、「国民」を選別し篩にかける仕掛けが組みこまれてきた。

歴史家アラン・クラウトは、アメリカ生まれ白人にとって公衆衛生こそが、既存の社会秩序や文化的優位を維持する方法であり、移民たちにアングロサクソン的価値への同化を図る重要な手段であり続けたと語る［クラウト一九九七］。ときに移民排斥運動そのものが、感染症予防を名目に医療の仮面を被って、移民たちを犯罪者化し、入国阻止・強制送還を促すケースがあったとし、具体的に排華移民法制定時のサンフランシスコで中国人に烙印されたマラリア、天然痘、ハンセン病の感染源という風評や、長らくコレラと結びつけられたアイルランド系移民差別（一九世紀前半にノーナッシング党員らによる最初の大規模な反カトリック、反アイリッシュの排外主義の標的となった）の諸相などを語る（次頁の図参照）。こうした、公衆衛生の観点からの移民排除・外国人嫌悪、移民国家における健康と恐怖の二重螺旋がレイシズムの社会を作り上げてきたのである。トランプは、COVID–19を感染源であった中国を非難すべく、「武漢ウイルス」「中国ウイルス」とよび批判したが、この烙印で頻発した米国内でのアジア系住民への人種差別被害は、まさにこの米国の移民排斥の負の伝統の上に位置づけられるものである。

こうして移民国家アメリカでは、ヒトの移動を通じて悪しき病気や禍、アナーキズムなどの「危険」思想が国内に入り込み、伝染するとの発想から、たびたび移民排斥や人種差別的暴力が惹起されてきた。こうした疫学的着想は、じつはアメリカ合衆国の国防や外交政策にも表出している。たとえば、フランクリン・ローズベルト大統領が

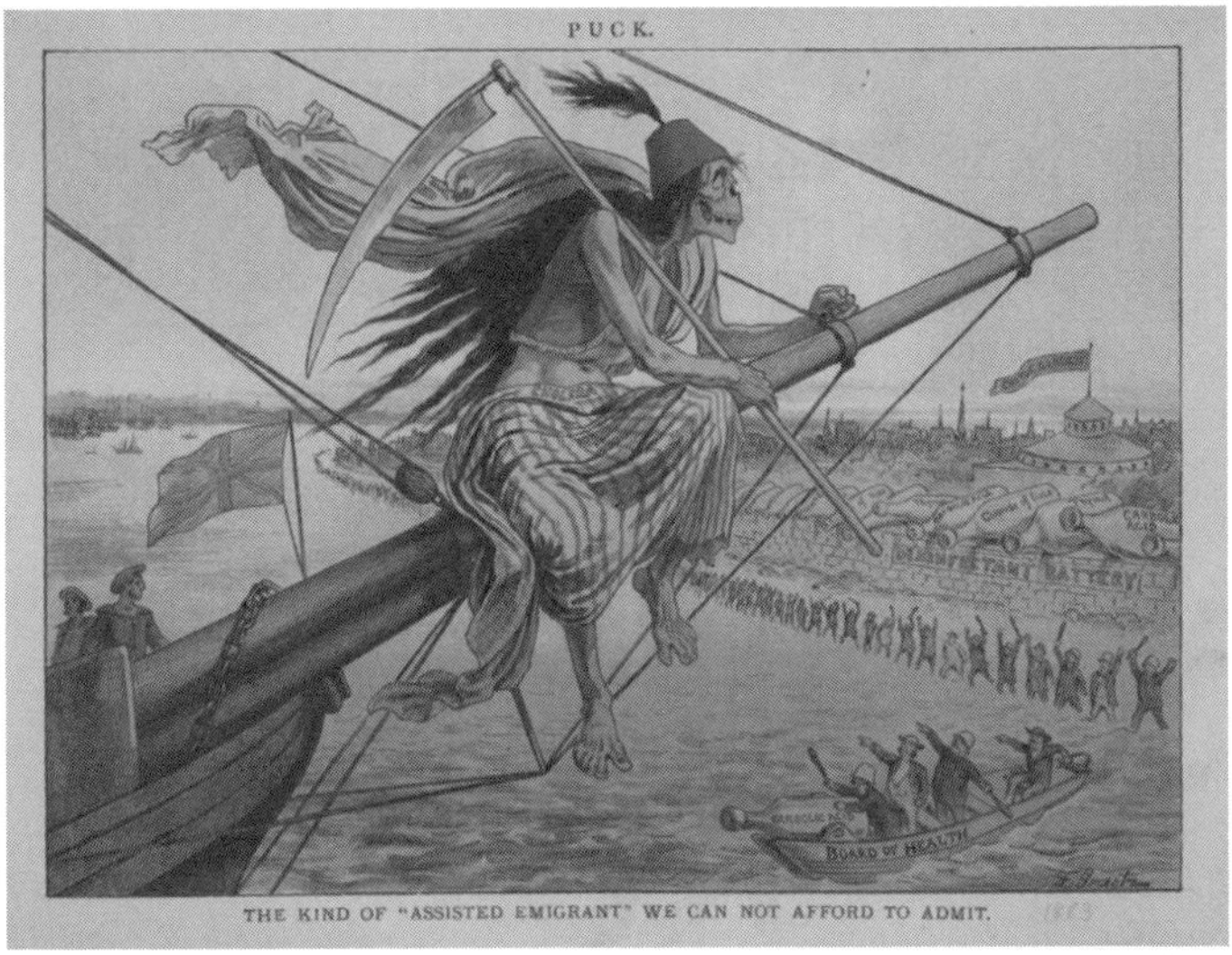

Puck, 1883. "The Kind of "Assisted Emigrant" We Can Not Afford to admit"
移民船に乗ってやって来るコレラ。海岸沿いでは，保健局の役人が上陸を阻止しようとしている。

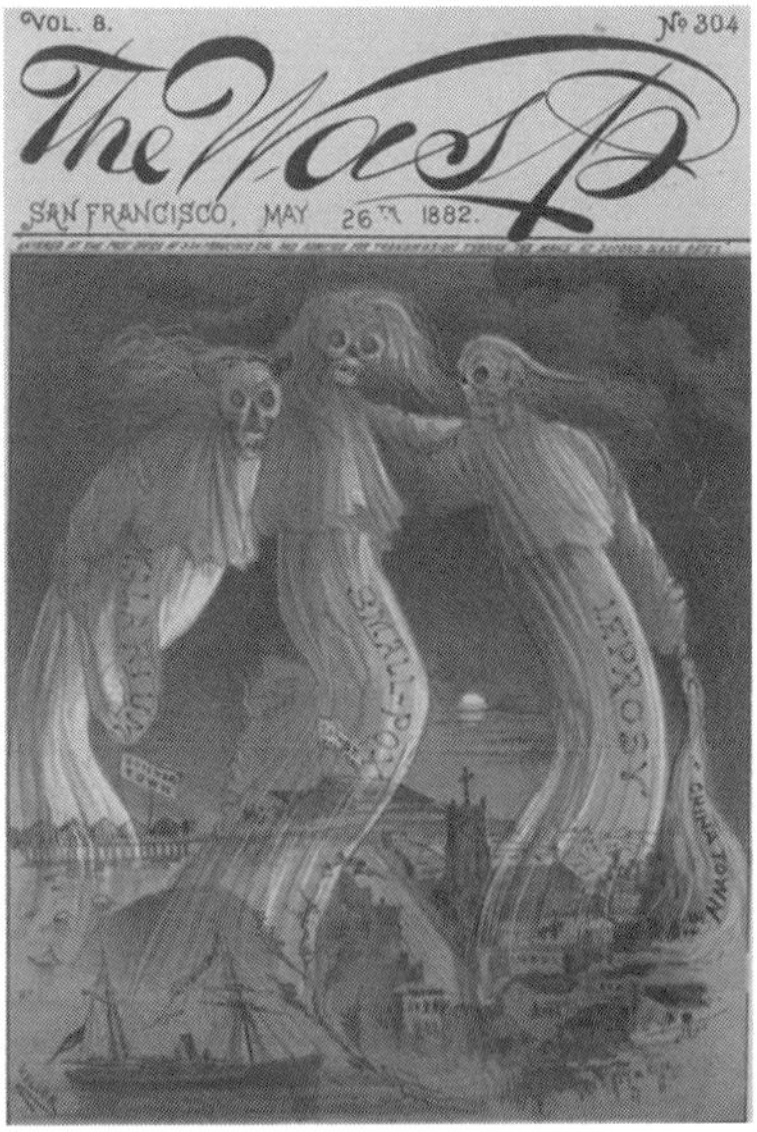

The WASP, San Francisco, May 26 1882.
"San Francisco's Three Graces"
1882 年排華移民法制定の年，サンフランシスコに忍び込むマラリア，天然痘，ハンセン病の３人の恐ろしい幽霊。

一九三七年に行った「隔離演説」では中立支持の政治的風潮に代わるものとして、国際的な「侵略国の隔離」を要求した。また、異物排除の世界像、疫学的メタファーの産物としては、モンロー主義的な孤立主義の伝統がそもそも「自己隔離」の方策であり、冷戦外交の根幹をなす「封じ込め政策（Containment Policy）」は共産主義の封じ込め、伝染拡大を阻止するという発想である。ドミノ理論然り、このように米国の政策には疫学的発想が染み着いており、勢力均衡のパワーゲーム的なヨーロッパの外交伝統とは明らかに異なるものとなっている。

三　ＢＬＭ運動が問う制度的人種差別と現代歴史学の課題

最後に、米国史上、最大規模の社会運動として現在展開しているＢＬＭ運動を検証し、米国の制度的人種差別を分析するための現代歴史学の課題とは何かを問うてみたい。

ＢＬＭ運動は、フロリダ州で自警団員によって殺されたトレイヴォン・マーティンさん殺害事件の裁判が結審した二〇一三年に、三人の黒人女性がＳＮＳ上のプラットフォーム〝BlackLivesMatter〟を立ちあげ始まった。警察や自警団により、黒人の命が奪われ続けてきたことへの憤りが核心にあり、二〇二〇年五月二五日、ミネソタ州ミネアポリス市で、ジョージ・フロイドさんが亡くなった事件をきっかけに、ＢＬＭ運動は再点火されコロナ禍にもかかわらず全米各地で抗議デモが始まった。

ＢＬＭ運動は、八〇年代初めに生まれたミレニアル世代や、さらに若いＺ世代とよばれる若者が中心となり抗議活動を組織している点に特徴がある。参加者は黒人のみならず白人やアジア系など多様な人種・エスニシティ、世代を越えた運動として展開している。運動創設者の一人はクィア運動の活動家でもある。運動の達成目標は、「警察暴力の抑止」、「警察予算を削減し、教育・雇用・住宅・医療などのために振り分けて投資すること」（invest-divest）に加え、ジェンダー規範を問い、多様な性のあり方を求める運動とも連動している［土屋 二〇二〇］。

運動が問う「制度的人種差別」とは、社会的弱者が不利となる仕組みが社会構造に組みこまれていて、黒人が黒人として生まれただけでその悪循環から抜け出せない、そうした個人の自助努力では克服しがたい構造的な差別のことをいう。この言葉の生みの親ともいえるブラックパワー運動の指導者ストークリー・カーマイケルはこの概念を以下のように説明する。


白人テロリストが黒人教会を爆破し、五人の黒人の子どもを殺せば、それは個人的な人種差別の行為であり、それをこの社会のほとんどの人々が嘆き悲しむだろう。しかし、同じアラバマ州バーミンガムの町で毎年五〇〇人の黒人の赤ん坊が、適切な食事や住まい、医療施設がないために死んでいて、さらに黒人コミュニティにおける貧困や差別によって、数千の人々が肉体的にも、精神的にも、知的にも傷つけられ破壊されているとしたら、それこそが制度的人種差別の機能なのだ。［Carmichael and Hamilton, 1967］

こうした直接の暴力とは異なる「貧困という暴力」をも視野に入れ、ＢＬＭ運動は差別の根源へと問いを発している。黒人男性が白人男性より警察に殺害される可能性は二・五倍高く、黒人・ラティーノ住民は全米人口の約四分の一にもかかわらず、全米囚人人口の五九％を占めるなど、上述のＣＯＶＩＤ−19の感染状況の分析と同様、人種マイノリティへの重たい足枷は否定しがたい。

二〇一九年度歴史学研究会全体会「排外主義の時代における歴史学の課題――「排除」と「共生」を問う」で、私は「ヘイトの時代」の現代歴史学の課題は、差別に抗う方策をマイノリティ運動から学びつつ、「交差性」を問う歴史学的視座を研ぎ澄ますことだと主張した。「交差性」とは、人種やエスニシティ、ジェンダーや国籍、階級、セクシュアリティなどの差別が折り重なり、相互に作用し独特の抑圧が生じている状態を指す（最初に交差性を分析概念として用いたのはフェミニスト法学者のクレンショー）[Crenshaw, 1989]。

コロナ禍のＢＬＭ運動が歴史学に投げかけた問いは、複合的で交差的な差別が生み出されるメカニズムの分析に向かうとともに、その制度的な差別をその淵源にさかのぼって理解する方向にも向かっている。奴隷制の歴史を一六一九プロジェクトとして再考することや、奴隷解放後のジムクローの歴史を追い隷属の連続性を問うこと、ヨーロッパ支配の植民地主義をよりグローバルな視座から問うことまでも要請している。奴隷制や南部連合関連の銅像撤去などは、南北戦争の「終わらない戦後」として合衆国の記憶と忘却の政治の視点から、あるいは「奴隷解放」の世界史的認識の再考から問うことが求められている。

文献一覧

飯島　渉『感染症と私たちの歴史・これから』清水書院、二〇一八年
クラウト、アラン・M『沈黙の旅人たち』中島健訳、青土社、一九九七年
土屋和代「刑罰国家と「福祉」の解体――「投資―脱投資」が問うもの」『現代思想』二〇二〇年一〇月臨時増刊号
Carmichael, Stokely and Hamilton, Charles V., *Black Power: The Politics of Liberation in America*, Vintage Books, 1967.
Crenshaw, K., "Demarginalizing the Intersection of Race and Sex: A Black Feminist Critique of Anti-Discrimination Doctrine, Feminist Theory and Anti-Racist Politics," *The University of Chicago Legal Forum* 140:Vol.1989, Article 8.

第六章　感染症をめぐる格差・労働・ジェンダー

日本古代の疫病と穢

今津　勝紀

はじめに

六世紀に至り、新たな思想・宗教である儒教・仏教が列島の外からもたらされる。その結果、王を中心とする列島内の世界が東アジアの普遍的な基準により再構築されることになるのだが、これは列島社会の文明化にとって決定的に重要なことであった。六世紀以降、儒教と仏教によっても自然や宇宙、さらには災異が説明されるようになるのである。

人々の生活にとって、とりわけ気象の安定と調和は、直接、生産活動に影響するものであり、それは切実かつ現実的な課題であったが、呪術と宗教により世界と宇宙を理解していた時代において、そうした安定をもたらす機能は司祭や王が担った。古代において社会の安寧、気象の安定と自然の調和をもたらすのは王であり、それは王権の本質的機能であった。そうした機能を体現する王は何よりも即自的に重要なのであり、王の身体は清浄な状態に安置されねばならなかったのだが、こうして荘厳された王権のシステムそのものが古代社会に大きな災いをもたらすのである。

一　古代における隷属の様式

はじめに押さえておきたいのは日本の古代社会が牧歌的かつ安定的な社会などではなく、自然的環境条件にも規定された流動性の高い社会であったことである。

日本の古代社会を構成する圧倒的大部分の公民百姓は資産一貫をもたない貧戸であった。大宝二年（七〇二）の御野国戸籍では、貧富で区分される九等戸の最下等の下下戸が約八割を占めた。古代社会は貧富が隔絶した格差社会なのである。また、当時の人口構成などからわかることだが、出生時の平均余命が三〇歳前後であるように多産多死型の社会であり、乳幼児死亡率が高いとともに、対偶関係にある男女の死別も頻繁に発生した。齢を重ねる人は稀であるため、人々は横のつながりを再構成して、生き延びてゆくことになるのだが、特定の男性を軸として世帯は再構成されていた。再婚・複婚の現象もその一環であり、ときに性愛の交換も生存に直結していたのだが、男性と女性が同じ条件で結びつきを再構成していたわけではなく、一定の年齢の女性は世帯再構成の対象から外れてゆくような、非対称の差別的な構造になっていた。

総じて、こうした社会の不安定性は当時の自然的環境条件に対応した生産のあり方など、複雑な要件に規定されている。古代では、ほんの少しの気象の変動で凶年が発生したが、当時の人々は、種稲の貸付制度である出挙に依存した生産活動を行っていたため、凶年の影響が直撃した。国家の実施する公出挙は、春夏に行われ、春に種稲を借り受け、夏には食料稲を借り受け、秋の収穫後に利稲とともに返済するのだが、凶作のさいには当然のことながら返済不能に陥ることになる。雑令19公私以財物条は出挙による利息の制限と質物売却について定めたものだが、そこには返済にあたり家資尽きなば、身を役して折ぎ酬いよとあるように、債務の返済が不能な場合には、身を役して酬いるべきことが規定されていた。事実上の債務奴隷である。

総人口に占める奴婢の割合は四%程度であり、八世紀初頭の日本古代の人口が四五〇万人であるので、おおよそ二〇万人弱の奴婢が存在した。こうした隷属者である奴婢は天皇をはじめとする貴族、地方の有力家父長層のもとに集積され、寺社も多くを所有していた。ちなみに、筑前国島郡大領である肥君猪手の戸は三十人をこえる奴婢を抱えており、東大寺に所属する奴婢は二〇〇人以上にのぼり、鹿島神宮でも百人以上の規模で奴婢を所有していた。和銅八年制ではこれらの奴婢各一人の計二人で一貫に換算された。

『日本書紀』大化二年（六四六）三月甲申条には自ら貧困の主の許を去り勢家に託して生き延びようとする奴婢がいたこと、勢家の方ではこれを買い留めて本主に送らない場合の多くあることがみえる。自ら身体すなわち労働力を売り、隷属・従属することで生き延びる関係が、古代にも存在した。神野清一は、主人の支配を受けて運搬などの雑役にしたがう人が賤視される関係のあったことを指摘したうえで、日本古代の奴婢の労働実態を検討し、奴婢が農業労働と無縁であり運搬をはじめとする雑役労働に従事していたことを明らかにしている〔神野　一九九三〕。保護を与える主人に強度に従属して奉仕する、それも牛馬などの役畜と同じく使役される人間が奴婢なのだが、古代社会において、とりわけ運搬は従属・隷属を示す象徴的な行為であり、これが隷属の基本様式であった。

律令制下では調庸の輸納について、賦役令3調庸物条では、調庸物の輸納を庸調の家に負担させることになっていた。運脚である。年料舂米や雑物の運送には正税を財源とした路糧が支給され、場合によっては担夫が雇傭されることもあったが、調庸の輸納に関しては一貫して令の原則が維持された〔加藤　二〇〇五〕。調庸制は律令公民支配の根幹をなすが、抽象的にいえば公民による貢納と奉仕、具体的にいえば調庸物の生産から運搬までの過程は、こうした古代の奴隷的従属関係に支えられていたのである。あくまでも比喩的な表現にすぎないが、天下公民の総体は、天皇に従属・隷属する奴婢同様の奴隷でもあったわけである。

二　汚穢と死穢——都城と調庸制

こうした隷属のあり方は国家的に構造化されており、人々は貢納と奉仕の義務を負った。元日の朝賀儀が毎年繰り返されるように、季節とともに王の統治が更新されるのに従って、貢納は繰り返されるのであった。また都城の建設や山陵の造営にも畿内を核にして、同心円状に広がる国々から役夫が徴発された。列島規模の人の移動を考えるならば、地域間の交流、王宮への上番や奉仕など、移動そのものは古くからあるが、七世紀中葉以降に、都城の造営が本格化し、あわせて税制が整備されるというように、システムとしての日本律令国家が成立するのにともない、脚夫や役夫の移動は大規模化していった。

現在、平城京の定住人口は十万前後もしくは十万人を切っていた可能性が考えられているが、一時的な流入人口はかなりの数にのぼった。都城には一年を通じて、つねに三千人から五千人といった規模で脚夫が流入しており、役夫が動員される場合も千から万の単位で徴発されていた。都とその周辺は、諸国からの脚夫や駄馬、役夫で溢れかえっていたのである。

古代最大の人口集中地である都城へと上京した脚夫や役夫らは、そこでさまざまな病原体と接触した。人類が畜群を管理するようになって以来、犬・牛などに由来する結核や麻疹などさまざまな感染症が人間の世界に入り込んでくるが、こうした病原体は日本の古代にも存在した。古代において、たとえば天然痘は周期的に流行したが［マクニール 一九八五、新川 二〇一三］、こうした感染症の病原体が存在するためには、一定程度の人口の集中が必要であり、その最たるものが都城であった。都城への人口集中は、病原体との接触機会を拡大させたはずである。そして都城へと中央化される人と物のシステムを介して、列島各地に疫病は拡散した［今津 二〇一六、本庄 二〇二〇］。

大同年間の例では、大同二年（八〇七）の末より京中で疫病が流行し、翌年には全国で飢疫が発生する（『類聚国史』一七三）。大同二年の一二月には使を遣して京中の疫者に賑給を実施するも、翌大同三年にはさらに流行は拡大したようで、正月七日と一二日にも京中の病者に賑給と医薬の支給が行われる。一三日には京中の死骸を埋斂させ、諸大寺および畿内と七道諸国に大般若経を奉読させるとともに、京中の病人に米および塩などを支給し、二六日には右京で疫病に罹患した者に綿を支給するが、この後も同様で、二月二四日には大極殿で名神に祈禱を行い、三月一日には天下諸国で七日間の仁王経講説、八日には内裏と諸司・左右京職で同じく仁王経の講説を行っている。五月八日にも左右京の病人の治療を実施するが、ついに一〇日には飢疫を言上する諸国の調を免除する措置がとられるにいたる。そのさなか、大同三年の二月には、路傍に放置された往還百姓の死骸の埋葬が命じられているが（『日本後紀』大同三年二月丙辰条）、この往還の百姓で路に在りて病を患うものとは、京中で流行している疫病に罹患したものにほかならなかった。京下で疫病にさらされる脚夫や役夫は多くあったと考えられるが、彼らが帰国することで、諸国が飢疫を言上する事態に至るのである。

飢饉が頻発し天然痘の再発にも見舞われた天平宝字年間の例でも、天平宝字二年（七五八）の冬に平城京の市辺に「餓人」が多くあったが、それは諸国の「調脚」の帰郷困難者であった（『続日本紀』天平宝字三年五月甲戌条）。平城京の東市の西辺には相模国が所有する広さ一町の調邸が存在したが、調邸という名称から考えて、その機能は何よりも綱領郡司・貢調脚夫を貢納物とともに収容する施設であったろう。市辺にはこうした脚夫が多く集まっていたはずであり、とくに冬は諸国より貢調脚夫が集中する時期でもある。脚夫のなかには、市辺の「餓人」に転落するものもあった。そして平城京の東西市頭には、大勢の「乞丐者」がいた（『続日本紀』天平宝字八年三月己未条）。身体の売却による生存の確保は、人間活動のさまざまな局面でありうるのであって、労働・性・芸能など売却するものを有している人は、奴婢・遊行女婦・芸能者などとして命をつなぐことができたが、そうした身体や技芸をもたないのが病者と孤児であり、彼らは物乞をする乞食となるのであった。

帰郷する貢調脚夫のなかにも食料が途絶し、病をえて看る人もなく、横斃するものは多くあった。東大寺諷誦文稿にはこうした東西諸国の亡霊を慰めるための諷誦文が収められている。そこに描かれているのは、官や朝廷の命令により己が属する本郷、妻子や眷属を離れて、辛苦の旅路にでた亡霊である。彼らが運ぶ東国の布、西国の綿はいずれも調庸で貢納される品々であり、この諷誦文は調庸運脚により帰郷することなく、中途で病をえて亡くなった脚夫を悼んだものにほかならない。寺は行路の人が病をえたならば参宿し、飢人や乞食に施行する施設であるとともに〔吉野 二〇一〇〕、亡霊と化した脚夫の鎮魂を行う場でもあった〔中林 二〇〇七〕。

自らの属した本郷に帰還することのできる健常な脚夫は別にして、路にあって横死する脚夫は、事実上、乞食と同様の存在であり病者である。ゆえに、乞食化した脚夫は病気を媒介した。古代において、こうした行旅の病人への療養、横死した脚夫の死骸の埋葬が繰り返し命じられているように、当時の地域社会では、外部から病気をもたらす血縁も地縁もない他人は忌避されるのであった。この点に関連して重要な意味をもつのが大化の風俗矯正詔である。『日本書紀』大化二年三月甲申詔の第八から十一段は祓除に関するもので、（1）役民が事了りて還郷するさいに、路頭に病死したならば、路頭の家のものが「何の故にか人をして余路に死なしむる」として、死んだ者の「友伴」を留めて、祓除を強要すること、そして、祓除の強要を避けるために路傍に死者を放置するものの多いことがみえる。死者を忌避して祓除を強要する点は、（2）同じく河で溺死した人に遭遇した場合にもみえる。この場合も溺れたる者の「友伴」に祓除を要求している。これらはいずれも愚俗として非難されているが、その核心は穢の忌避にあった。

『延喜式』臨時祭49触穢応忌条に「凡そ穢悪の事に触れて忌むべきは、人死は卅日を限り〔葬る日より始めて計えよ〕、産は七日、六畜の死は五日、産は三日〔鶏は忌限りに非ず〕、其宍を喫るは三日〔此官尋常にこれを忌め。但し祭時に当らば、余司皆忌め〕」とあるように、平安時代には触穢の忌避が制度化されていたが、触穢の筆頭にあるのが人死であった。

人の死穢こそが最も忌避される穢なのだが、すでに、大化の風俗矯正詔はそうした死穢の忌避を愚俗として非難しているのであり、人死の穢を忌避する風習は七世紀中葉にまでさかのぼる。七世紀後葉には、全国各地の交通の要所に寺が造営されるが、その背景には人の移動の制度化による社会問題の発生があったのである。

では、穢の本質はどのようなものであったか。この点を考えるうえで、重要なのは『延喜式』臨時祭55甲乙触穢条の「凡そ甲処に穢あり、乙其の処に入らば〔著座を謂う。下も亦同〕、乙及び同処の人は皆穢となせ。（略）其れ死葬に触れたらん人は、神事の月に非ずと雖も、諸司并び諸衛の陣及び侍従所等に参着するをえず」という規定である。穢は着座、飲食により甲乙丙丁と伝染するのであった。ここでも死葬の触穢が問題とされているように、穢の最たるものは人死である。触穢の忌避は一種の「衛生思想」であるが〔脇田 二〇〇二、保立 二〇〇四〕、死穢との接触を回避する背景には、死をもたらす感染症への恐怖があった〔今津 二〇一九a〕。

人類はこうした感染症を克服するのに多くの時間を費やしたが、感染を避ける最も原初的方法は接触の回避である。感染症を避けるために接触を忌避する事例は、アイヌの交易にもみられるところであり、千島アイヌは相手と直接対面せず、言葉もかわさない沈黙交易を行っていた〔瀬川 二〇一五〕。また、インドのカースト間の断絶も同様に考えられるかもしれない〔山本 二〇一二〕。インドに発生した宗教である仏教の根本に、こうした教えが織り込まれたとしても不思議ではないだろう。

人間の体は死とともに崩壊をはじめるが、路上で横死する病者となった役民・脚夫は病気を媒介するものでもあった。当地の人々にとっては血縁も地縁もない、そうした人の死は穢として認識され忌避の対象となったが、穢の本質には感染症への恐怖があり、穢を忌避することで感染接触の危険を減じていたのである。

おわりに

喪葬令9皇都条では、天子の居所と公行の道路の近辺で埋葬することを禁じている。喪葬令集解皇都条に引用する古記には道路を諸国の大路とするように、都鄙間交通の大路辺への死骸の埋葬を禁じたものであろう。これは、まさに天子の居所たる皇都とそこに至る道路の清浄を求めたものだが、大山喬平が明らかにした国家のキヨメの構造を端的に表現したものである〔大山 一九七八〕。王の身体そのものが即自的に重要な古代社会において、王は感染症から隔離された清浄な状態に安置されねばならなかったのであり、都城の清浄性とともに、そこに至るまでの道にも清浄性が要求された〔櫛木 二〇一四〕。

しかし、都市の本質がそうであるように、古代の都城は汚穢に満ちていた。感染症を媒介する乞食・脚夫は、都の市辺や都への往還路に多くあったが、これは都城の造営と税制の整備という古代王権の統治システムが生み出したものであった。儒教的規範を持ち出すまでもなく、村里において近親者による看病・療養は行われたが、そこから外れるのが京中の乞食、具体的には病者と孤児、さらに本郷を離れた瀕死の脚夫である。したがって、これらは公的権力によってしか救養・埋葬されなかったのである。貧窮者への供養は仏教的作善であり、賑給は儒教的徳治であるが、六世紀以降、王の身体が儒教・仏教により荘厳・護持されるようになることで、穢も国家的に管理されるのであった〔今津 二〇一九b〕。

文献一覧

今津勝紀「税の貢進——貢調脚夫の往還と古代社会」『日本古代の交通・交流・情報1　制度と実態』吉川弘文館、二〇一六年

今津勝紀「脚夫・乞食・死穢」『日本古代の輸送と道路』八木書店、二〇一九年a
今津勝紀「日本古代における生存と救済の問題」『岡山大学文学部紀要』七一、二〇一九年b
大山喬平『日本中世農村史の研究』岩波書店、一九七八年
加藤友康「貢納と運搬」『列島の古代史4　人と物の移動』岩波書店、二〇〇五年
櫛木謙周『日本古代の首都と公共性――賑給、清掃と除災の祭祀・習俗』塙書房、二〇一四年
新川登亀男「日常生活のなかの病と死」『環境の日本史2　古代の暮らしと祈り』吉川弘文館、二〇一三年
神野清一『日本古代奴婢の研究』名古屋大学出版会、一九九三年
瀬川拓郎『アイヌ学入門』講談社現代新書、二〇一五年
中林隆之「古代の宗教と鎮魂（追悼）」『新しい歴史学のために』二六九、二〇〇七年
保立道久『黄金国家――東アジアと平安日本』青木書店、二〇〇四年
本庄総子「日本古代の疫病とマクニール・モデル」『史林』一〇三―一、二〇二〇年
マクニール、ウイリアム・H『疫病と世界史』佐々木昭夫訳、新潮社、一九八五年
山本太郎『感染症と文明――共生への道』岩波新書、二〇一一年
吉野秋二『日本古代社会編成の研究』塙書房、二〇一〇年
脇田晴子『日本中世被差別民の研究』岩波書店、二〇〇二年

パンデミックとジェンダー分業——共同体の公正な存続のために

小田原　琳

「ところで、個々人またすべての共同体が、感染に対して免疫と感受性のいずれか、あるいはその両方の反応を示すわけだが、その強弱の程度は実にまちまちである」［マクニール 二〇〇六：（上）三六］。今般の新型コロナウイルス感染症の流行を機に、多くの人が手に取ったウィリアム・H・マクニール『疫病と世界史』はこう述べる。ここで直接指示されているのは免疫という生物体としての人間の抵抗力なのだが、別のところでは、習俗や信仰には、人間の共同体を病気から守ってくれそうなものがあるとも指摘している［同：（下）一三四］。前者を扱う学問は医学や衛生学であり、感染症という現象に対してまず私たちが思い浮かべるのはそれだけれども、後者は、歴史学を含む人文科学の領域である。たしかに人類は、生物としては弱いその身体を守るために、集団的にさまざまな制度を発展させてきた。食べ物に関する宗教上の禁忌などはその代表的なものだろう。そのなかで、私たちが最も日常的に依拠し、にもかかわらず、あるいはだからこそ、最も不可視化されているものが、ジェンダーとそれにもとづく労働の分業という制度である。以下では、ヨーロッパで最も早くCOVID–19流行が拡大し、一時は死者数が世界最多となったイタリア（二〇二〇年八月末の死者は約三万五千人）の事例を参照しながら、ジェンダー分業と共同体の関係を、またその問題点を、歴史をふりかえりつつ考えたい。

一　ジェンダーにもとづく分業

イタリアを代表する全国紙のひとつ『ラ・レプッブリカ』は二〇二〇年七月二〇日、オンライン版に、「新型コロナウイルス感染症のなかのイタリアの母と働く女性たち」と題する動画を掲載した。インタビューされているのは、働く母親や、労働組合で女性の雇用の問題に取り組む活動家たちである。

> 私は店員をしていました。〔中略〕ＣＯＶＩＤ–19が流行して、仕事をやめました。私は決断しなければなりませんでした。子どもを家に放っておくことができなかったからです。会社はこの状況でも、面談すらしてくれませんでした。（ミカエラ、三九歳）
>
> 〔ピエモンテ州の――引用者補〕州都トリノでは、ロックダウン中、女性の自己都合退職が前年と比較して四〇％増加しました。〔中略〕福祉の不足によって、女性が苦しむことになるのです。（モニカ・イヴィリア、イタリア労働総同盟）

イタリア政府は三月初旬以降、学校閉鎖、集会の禁止、主要産業を除く商業・製造業等の停止を含む厳しいロックダウンを行うことで感染拡大の防止に努め、実効再生産数が1前後となった五月以降、徐々にさまざまな経済活動を再開させつつある。しかし幼稚園等の幼児向け施設から初中等教育、大学にいたるまで、学校は九月まで閉鎖が続いた。集団活動の場である学校生活の安全の確保は多くの社会で懸案となっているが、突然の「閉鎖」という政策が、母親たちに離職などの選択を強いたのである。

これは女性の雇用危機を意味するだけではない。経済学者アレッサンドラ・カザリコと社会学者キアラ・サラチェーノを取材した全国紙『コッリエーレ・デッラ・セーラ』は、女性の収入が絶たれることで、すでに貧困状態にある家庭はもちろん、そうでない家庭を貧困化させ、子どもの権利と機会にも深刻な影響を及ぼすと述べている（オンライン版、二〇二〇年七月二〇日）。このなかでサラチェーノは、「パンデミックは、もともと女性の雇用率が低く、ワークライフバランス政策を欠き、ジェンダーにもとづく家族内の分業がいまだきわめて不均衡な、非常に厳格なジェンダーステレオタイプをもつ経済と社会に打撃を与えました」と語り、ジェンダーにもとづく役割分担が、女性（や子ども）により大きな経済的困難をもたらし、いわば危機の代償を支払わせていること、またそれが、イタリア社会に歴史的に内在化されていることを簡潔に指摘している。

ジェンダー分業がイタリア社会に特有の現象でないことは言うまでもない。一八世紀後半から一九世紀初頭にかけて工業化が進展する過程で、人々の働く場が家庭の内と外に分化し、工場で賃金を得て働くことのみが「労働」とみなされ、健康の維持や休息のために家庭内で行われるさまざまな仕事――総じて家事労働とよばれる――は、無償で、女性によって担われることが規範化された。それによって賃金労働者、つまり労働力を、安価かつ安定的に供給する体制が構築されたのである。一九七〇年代以降、「第二波フェミニズム」ともよばれる世界的な女性運動の高まりの影響を受けて発展した女性史研究は、まさにこのことを明らかにした。さらにジェンダー史研究は、そのような資本主義的生産様式に適合的な制度としてつくりだされたジェンダー分業を永続化させるために、公＝男性／私＝女性という「領域分離」や、男性と女性は本質的に異なり、それゆえにその役割が異なっていることは「自然」であるとする言説が機能したことを暴露した。ひろく流通し、私たちが内面化している男性らしさ／女性らしさの観念は、社会的構築物だということである［ローズ 二〇一六：七—二七］。

資本主義が世界化した今日、分業をともなうジェンダー規範は、ゆっくりと変化しつつも、日本も含めてなお根強く存在しつづける。狭義の家事労働にかぎらず、保健師、看護師、准看護師、介護職員等、ひとを「世話」する仕事の七〜九割が女性によって担われていることも、その規範性と深くかかわっているだろう［大倉 二〇二〇］。

二　ケア労働の〈価値〉

ジェンダー分業を擁護するさいにはしばしば、それは男女の差異にもとづくものであって、それ自体は価値中立的であるという主張がもちだされる。差異にもとづいて分業が行われるのであれば、数多の差異のなかでなぜ性差しか基準とされないのかという根源的な問いはさておくとしても、先にみたイタリアの女性たちのように、共同体の一部の構成員に負担を強いる制度が中立的であるとはおよそ言いがたいだろう。女性史・ジェンダー史研究に刺激を与えたフェミニズムのさまざまな主張のなかで、この問題をとりあげたのが、一九七〇年代前半にイタリアから始まって国際的に広がったフェミニストのキャンペーン、「家事労働に賃金を」であった［ダラ・コスタ　一九八六］。

一九六〇年代後半は、多くの先進国でよりよい労働条件や環境を求めて労働運動が高揚した時代であった。第二次世界大戦のもたらした荒廃からの復興による経済成長のなかで労働力の需要が激増したことがその背景にあったが、このとき、成人男性のみならず、女性や若者も、労働市場に参入することになった。ところが、家庭の外で賃金労働を行うようになった女性たちは、家に帰ると家事労働を担わねばならず、しかもその労働には、少なくとも賃金というかたちでの価値が認められていないという現実に直面する。家事や育児、介護等、今日「ケア労働」とよばれることもある人間にとって必要不可欠な労働が、なぜ無償で、しかも圧倒的に女性にのみ課されているのか。「家事労働に賃金を」運動は、フェミニズムを攻撃する人々による「家族への配慮を商品化した」という陳腐な非難と異なり、実際に家事労働に対して賃金が支払われることを要求したのではなく、家事労働／ケア労働がジェンダー化され、資本主義システムの中核に不公正なかたちで存在することを、賃金というキーワードを通じて象徴的に批判したのであった。

以来すでに四〇年以上にわたって議論されてきたこのような不均衡なジェンダー分業のあり方を改善しようとする動きはある。たとえばSDGs（持続可能な開発目標）の目標5「ジェンダー平等を実現しよう」は、「お金が支払われない、家庭内の子育て、介護や家事などは、お金が支払われる仕事と同じくらい大切な「仕事」であるということを、それを支える公共のサービスや制度、家庭内の役割分担などを通じて認めるようにする」ことを掲げている。今般の状況に即して見れば、イタリア政府が新型コロナウイルス感染症の流行によって打撃を受けた市民や企業の救済のために定めた特例法「クーラ・イタリア（イタリアをケアする）」令（二〇二〇年三月一七日施行）および「リランチョ（再出発）」令（同五月一九日施行）は、労働者の時短勤務や解雇の禁止のほか、休園・休校になった子どもを世話するために保護者が最長三〇日の有給休暇をとることができると定めている（とはいえ休校期間は五カ月以上に及んだ）。また、「クーラ・イタリア」令では、仕事を休むことのできない保護者がベビーシッターを雇用するさいの補助金支給（ベビーシッター・ボーナス）も定めた。すべての労働者に対して支給される六〇〇ユーロ（約七万五千円、一回かぎり）等と並んで、こうしたケア労働に着目した施策があることは、特記に値するだろう。

三　ケアのデモクラシー

日本と比較すればケアの視点が含まれているといえるイタリアの感染症関連対策ではあるが、とはいえ、そこにもなお陥穽がある。それは、「家事労働に賃金を」運動が問うた、資本主義とジェンダー分業の問題とかかわっている。二〇二〇年四月、女性の労働や、移住家事労働者の問題に携わる研究者と活動家九名が共同で、「ケアのデモクラシーに向けて」と題する宣言を発表した。九名のうち八名が女性からなる呼びかけ人たちは、「クーラ・イタリア」令が、ケア労働を視野には入れていても、ケア労働者を支援の対象とはしていないという、深刻な矛盾について注意を喚起し、構造的な問題として議論するよう提起した。宣言の内容に踏み込む前に、まずはイタリアにおけるケア労働者の状況を確認しておこう。

先に述べたように、イタリアは家庭でのケア労働や家事労働の提供と、労働市場への参加の双方において、ジェンダーの不均衡が顕著である。ケア労働の供給主体が家族であるという点では、イタリアは長く、典型的な家族主義型の福祉国家（いわゆる南欧型）とみなされてきた。しかし二〇〇〇年代以降、家庭でのケア労働において、とくに高齢者介護では、家事労働者が家族に次ぐ割合を占めるようになってきた。しかもそうした家事労働者の七割は、移住女性労働者である。制度上は要介護者本人や家族への現金給付制度、減税措置等があるため、この状況は家族が移住家事労働者を住み込み等で雇用するという、家族主義とケア労働の市場化という二重の結果をもたらした。このような、公的な介護・ケアサービスの整備ではなく家族への支援という形態をとった福祉政策が、正規の雇用契約のない、非正規移民による無申告労働を発生させたことが、さまざまな研究から明らかにされている［宮崎　二〇二〇：二一八―二二〇］。

こうした状況のなかで、宣言「ケアのデモクラシーに向けて」は、驚くべき事実を指摘する。

「クーラ・イタリア」令には、その名に反して、ケアの仕事にたずさわる人々は含まれていない。家事労働者には、所得補償も解雇の禁止もない。子どものいる家事・介護労働者やベビーシッターは、ベビーシッター・ボーナスを得ることもできず、特別の手当ても提供されない。

各家庭のなかで行われている、多くが女性によって担われる対人接触の避けられない、すなわち感染リスクの高いケア労働。しかしこれに従事する家事労働者に対しては、先述のような雇用・経済的支援だけでなく、防護用備品な

> どの供給もないという。くわえてこの危機のなかで、
>
> 現在すでに、多くの家族が危機に圧迫されて家事・ケア労働者を解雇しつつある。多くの場合、家族、とくに、低収入あるいは失業した女性がかわりにそれを担う。このような現象は、女性労働者を失業の危機にさらす。〔中略〕周知のとおり、イタリアの家事・介護労働者の大部分は外国にルーツをもつ。失業、労働時間の減少は、滞在許可証の更新の可能性を危うくする。現行の危機は、すでに家事・ケア労働部門ではひろく見られ、イタリア経済全般においても大きな、非正規滞在の問題を拡大することになる。

パンデミック状況は、資本主義に不可欠の家事労働／ケア労働がこれまで、家庭と、移民による労働（しかもしばしば非正規の）という二重の不可視化のもとに置かれてきたことを、逆説的に浮かび上がらせている。にもかかわらず、そのことはいまだ直視されていない。

呼びかけ人たちがこれらの不公正を是正するためにさまざまな措置（家事・介護労働者にも感染症に関連する緊急措置を適用すること、健康上のリスクに配慮した対応をとること、正規雇用を促進するインセンティブの実施など）を提起するさいに、思想的な基盤としているのが、アメリカの政治学者ジョアン・トロントが提起した「ケアのデモクラシー」という観念である。「ケアすること《ケアリング》」は、啓蒙以来の強固な公私二元論において、私的空間に位置づけられてきた。そうして女性や移住労働者などに「公的領域では価値がないとされる活動を押しつけることで」、権力の特権性は維持されてきた。「ケアのデモクラシー」とは、私的なもの——家族が吸収すべき負担——とされてきたケアを公的に構想しなければ、民主的社会も構想しえないという、厳しくも正当な民主主義論である〔岡野 二〇二〇〕。ケア労働に着目することで、共同体を支える権力構造を表面化させえたという意味では、この観念は「家事労働に賃金を」運動に匹敵

する意義をもつだろう。

こうしてみれば、ジェンダー分業は、結果として共同体を疫病から守る最も強力な力のひとつであったし、いまもそうであることがはっきりとわかる。「コロナウイルスとの闘い」なるものは、ともに社会を構成する人々のうちの一部の、偏った負担によってかろうじて成り立っている。しかも、そのことがひろく社会的に認知されているわけではない。原理的には誰もがかかりうる感染症に対する備えが社会的不公正にもとづいていることは、サステイナブルといえるのだろうか。ジェンダーの働きに意識的であることは、いまや共同体の存続のために不可欠なのである。

ところで、新型コロナウイルスに感染した患者のうち、男性のほうが致死率が高いことが、各国の調査から見えてきた。死者の多かった中国では男性の死亡率が二・八％であるのに対して女性は一・七％、イタリアでは男性が一〇・六％、女性が六％であった。科学者たちはまだこの差の原因を特定できていないが、ジェンダー規範によって男性のほうが一般的に多い飲酒・喫煙習慣の影響は理論上ありうると考えられている。このほか、女性ホルモンが作用している可能性も指摘されている［Weiss 2020］。いずれにせよ、原因を究明し、より効果的な治療法を探るためには、性や年齢別に細分化された感染者・死亡者データの収集と解析が必要だが、日本の厚生労働省はこれを行っていない［大倉 二〇二〇］。ジェンダー格差に鈍感であることは、このようなかたちでも、私たちの命を脅かしている。

文献一覧

大倉瑶子「コロナウイルス影響にもジェンダー格差。医療従事者の７割は女性。日本は男女別データの収集と分析を」*BUSINESS INSIDER*、二〇二〇年五月二〇日。https://www.businessinsider.jp/post-212712?fbclid=IwAR19P4Obl12dn7hdiF9g-Z9EiYBg1MxsDChac1xl3yJ07In2CJ08qurXOngI（二〇二〇年九月七日閲覧）

岡野八代「ケアの倫理は、現代の政治的規範たりうるのか？――ジョアン・トロントのケア論を中心に」『思想』一一五二号、

二〇二〇年
コスタ、マリアローザ・ダラ『家事労働に賃金を』伊田久美子・伊藤公雄訳、インパクト出版会、一九八六年
マクニール、ウィリアム・H『疫病と世界史』（上・下）佐々木昭夫訳、中公文庫、二〇〇七年
宮崎理枝「イタリア家事労働領域のデュアリズム——政策対応における権利擁護と剥奪」伊藤るり編著『家事労働の国際社会学　ディーセントワークを求めて』人文書院、二〇二〇年
ローズ、ソニア・O『ジェンダー史とは何か』長谷川貴彦・兼子歩訳、法政大学出版局、二〇一六年
'Covid, perché le donne pagano il conto della crisi' *Corriere della sera*, 20 luglio 2020. https://www.corriere.it/economia/lavoro/20_luglio_02/covid-perche-donne-pagano-conto-crisi-5a134718-bc76-11ea-9bb1-38758c6ad564.shtml（二〇二〇年九月七日閲覧）
'Madri e lavoratrici nell'Italia del Covid' *La Repubblica*, 20 luglio 2020. https://video.repubblica.it/dossier/coronavirus-wuhan-2020/madri-e-lavoratrici-nell-italia-del-covid-vi-raccontiamo-il-paese-che-affonda-nel-divario-di-genere/364200/364757（二〇二〇年九月七日閲覧）
'Verso una democrazia della cura' *inGenere*, 2 aprile 2020. http://www.ingenere.it/articoli/verso-una-democrazia-della-cura?fbclid=IwAR1T9BBwTOKEhy67OmyaHMNGJGnXliMjuXgEopQNxh_WXch4S-P1gFVnY1s（二〇二〇年九月七日閲覧）
Sabrina Weiss, 'Why is coronavirus killing more men than women?' *WIRED*, 1 April, 2020. https://www.wired.co.uk/article/coronavirus-death-men-women（二〇二〇年九月七日閲覧）

第七章　感染症と歴史実践

コロナ禍／オンライン授業のもとで「考える歴史学」を教える試み
――二〇二〇年度春学期の例

大門　正克

はじめに

二〇二〇年五月一八日に勤務校で行ったオンライン授業を、「コロナ禍を身近な歴史からとらえ返す――オンライン授業「学童集団疎開の経験」を通して」と題して、大月書店の note に記録した[1]。この記録は、比較的多くの人の目にとまり、コロナ禍のもとでのオンライン授業の試みとして注目してもらったり、コロナ禍と戦時期を比較したので、二〇二〇年八月の新聞各紙における「戦後七五年とコロナ禍」のなかで引用されたりもした〔『朝日新聞』二〇二〇、『岩手日報』二〇二〇〕。

この授業は、もともと、勤務校の教育学部社会科地歴専修の必修科目「歴史学概論１」（二年生以上、二単位）で行われたものだった。授業の担当が決まった二〇一九年秋以降、歴史に関心をもつ学生の多い専修で「歴史学」を教えることのできるまたとない機会ととらえ、準備をしてきた。当時の私の準備のポイントは四つ、高校までの暗記物＝歴史学習を打破し、身近なテーマから入り、なおかつ概論とはいえ歴史学についてひととおりのことを教える、適切な教科書が見つからないので使わない、であった。

そこに「コロナ禍」と「オンライン」が重なり、図書館が使えない制約のもとで、授業は五月一一日から始まった。二〇二〇年度は、全国の大学でオンライン授業の模索と試みが行われたはずである。ここでは、私のささやかな試みを記録し、コロナ禍とオンライン授業のもとでの歴史学教育の可能性と困難について考えてみたい。

一　「歴史学概論1」の試み①――「歴史を／歴史から考える」授業

受講生は一二二名、コロナ禍でスタートが遅れたので授業の回数は一二回。「歴史学概論1」は次の流れで講義をした。①ガイダンス、②〜④身近なテーマからのアプローチ（三回）、⑤身近なテーマ（小さな歴史）をふまえて大きな歴史を考える、⑥時間と空間――近代をつくるもの、⑦〜⑨歴史をとりまく環境と歴史学の潮流（三回）、⑩⑪史料について考える（二回）、⑫まとめ、である。

史学史から史料論にまで至るひととおりの授業をオンラインとコロナ禍のもとで進めるためには工夫が必要だと感じていた。私が選んだ工夫の最大のものは、「考える」ことに力点をおいた授業を徹底して追求したことである。歴史の学習には、大別して、①調べる、知識を増やす、②考える、のふたつがあるとすれば、コロナ禍で図書館が使えず、オンラインで学生が孤立しかねない状況を逆手にとり、徹底して考えることに重点をおき、学生にはくりかえし「歴史を／歴史から考える」ことを促そうと思った。暗記物から脱却し、さらに知識や考え方の伝達ではなく、考えることに重点をおいた歴史学の学習である。社会的距離をとらされ、人とのつながりの乏しい状態に長いことおかれ、さらに授業がオンラインになっている、学生にはそのような状況も歴史的視野から考えられるようになってほしいとの思いがあった。コロナ禍と戦時期をくらべた授業を行ったのもそのためである。

「歴史を／歴史から考える」ことができるようになるために、さらに以下の三つの工夫をした。一つ目は、身近な歴史（小さな歴史）から大きな歴史を考えることであり、二つ目は、「振り返り」と「問いかけ」の活用、三つ目に、歴史には、今を生きる人間が過去を問うという特性があることから、今を生きる学生と歴史のかかわりに照準を合わせたことである。

一つ目の工夫について、この授業ではスタートの三回分を「身近な歴史（小さな歴史）から大きな歴史を考える」ことにあて、「教育」「コミュニケーションと身体」「家族とジェンダー」のテーマをとりあげた。「教育」はコロナ禍と戦時期を比較するために学童集団疎開（小学校教育）を扱い、「コミュニケーションと身体」では、読む、話す、書くの三つの行為を、「家族とジェンダー」では、近世から現代に至る家族とジェンダーをそれぞれ話した。

学童集団疎開の授業と学生の反応は大月書店の note で紹介したので、ここでは「コミュニケーションと身体」について述べておく。授業の冒頭で、講義の目的は、身近なコミュニケーション行為を通じて歴史を考え、さらにそこから小さな歴史と大きな歴史の関係を考えることにあり、講義のキーワードとして、①「共同体」と「個人」、②「近代」を設定した。授業では、歴史におけるコミュニケーション行為の変遷について具体的に話し、それを「共同体」と「個人」という枠組みに位置づけ、最終的に、「コミュニケーションの近代と身体」として、「近代」を大きな歴史に位置づけようとした。具体的には、〔保苅　二〇〇四〕などを参照しつつ、近代の個人は、頭＝知の優勢の時代のもとで成立したこと、一九六八年には、身体にかかわるエコロジーやフェミニズムなどの新しい思想が登場し、近代を問い直したと述べた。

学童集団疎開の講義に引き続き、「コミュニケーションと身体」への学生の反応も思っていた以上だった。身近なテーマから歴史を考える場合、身近であるために考えやすい面がある一方で、そこに歴史性があることに気づいていない場合が多い。そのギャップが歴史を考えることへの関心をむしろ高める、このような回路を通じて学生は考えを深めた。集団疎開でいえば、学生はコロナ禍と戦時期には社会的緊張という共通性があることを知ったときに驚き、いまという時代の歴史性を考える意味を受けとめ、考える回路に入った。

同じように、学生はコミュニケーションという当たり前の行為にも歴史性があることに驚き、そこから思考を深めた。「コミュニケーション行為を通じて歴史を考えるという発想が私の中には全くなかったので、新鮮な気持ちで授業を受けることができた」。「授業を受ける前はコミュニケーションに歴史などあるのだろうかと疑問に感じていたが、受け終わると納得できた」、などの感想があった。授業のなかで、自由民権＝公衆の誕生とした［安丸　一九八九］を紹介したところ、「安丸良夫さんの、公衆の議論については、あまりに腑に落ちすぎて、家のリビングで思わず「なるほど！」と感嘆の声をあげてしまいました」と感想を書いた学生もいた。身近なテーマの歴史性への驚きから、興味関心が喚起されたことについて、ある学生は、「書くという行為だけでこれだけの多くの意味、そして歴史の中の共通点がこれほどに面白く感じる事ができたのはとても意味のある講義でした」と書いた。

二　歴史学概論1の試み②――「振り返り」と「問いかけ」

学生の理解と思考を促すために導入した二つ目の工夫が「振り返り」と「問いかけ」である。講義のたびに私は学生に対して、今回の講義がそれまでの講義の内容と関連があることを「問いかけ」、具体的に以前の講義を「振り返り」、以前の講義を活用して学生の理解と思考を促した。

「振り返り」による学習を早くも三回目の講義で会得した学生がいた。「歴史学概論の講義は、一つ一つの講義で完結しているようで、実は前に続いていていたり、後ろに続いていていたり、一度学んだことをそれこそ「とらえ返し」することができるなと三回目にして感じています。自分で考えることをこれだけ手助けしてくださる講義はないと思います」。「とらえ返し」は、二回目の授業のキーワードである。この学生は、「振り返り」の学習方法と二回目の「とらえ返し」を活用して、歴史を「自分で考える」道筋を見出していったのである。

身近なテーマからのアプローチのあとになると、「歴史学概論１」の内容が難しくなることはよくわかっていた。そのために私は「振り返り」をいっそう活用して学生の理解と思考を促そうとした。たとえば⑥の時間認識では、③の「コミュニケーションと身体」でとりあげた［保苅 二〇〇四］や一九六八年における近代の問い直しの想起を促し、モラル・エコノミーのもとでの時間認識の説明では、モラル・エコノミーは支配と生存がセットのもとで存在しており、その点は⑤で［大門 二〇〇九］を題材に「相互交渉による生存の歴史」という話をしたことを想起してほしいと促したようなやり方である。

⑥の場合、とくに「近代」については「難しい」「まだよくわからない」という声も聞かれたが、身近なテーマや「振り返り」をよく受けとめた次のような感想もあった。「今回の講義のテーマが時間と空間であると知ったとき、今までの身近な歴史から考えるアプローチと全く違うテーマなのではないか、と思ったが、講義を聴いていると今までの講義は確実なプロセスをたどっており、今までの講義の内容がより一層生きてくるテーマ、講義で驚いた。おそらくこれからの講義も熟考され、想定されているプロセスがあるのだろうと思い、この講義の終わりには自分の中にどんな歴史観が構築され、どんな思考プロセスが完成しているのかを考えるとものすごく楽しみだと感じた」。

三 「歴史学概論１」の試み③——今を生きる学生と歴史のかかわりを問いかける

三つ目の工夫は、今を生きる学生と歴史とのかかわりをくりかえし問うたことである。この点を、授業後半の歴史学の潮流に即して説明してみたい。

歴史学の潮流でとりあげたのは、戦後歴史学、社会史と民衆思想史、一九八〇年代以降の歴史学である。いわゆる史学史であり、ここではじめて授業に歴史学が姿をあらわすことになる。私が強調したのは、学問を学説史に閉じ込めないということだった。歴史学を学説史として整理すると、歴史学が単なる知識になってしまい、学生との接点を示すことは難しい。私は学問を担った歴史家への関心を学生に促した。歴史家の学問を考える観点は二つ。同時代史的検証と現在の視点である。歴史でも歴史学でも同時代の文脈に即して理解する必要性を徹底して強調し、現在の観点を安易に過去に導入してはならないと述べた。そのうえで、今を生きる人間が過去を問う、これはいつの時代にも変わらない歴史の問い方であり、歴史家の学問を考える際にも、歴史家が生きた時代と学問をふまえる必要があると強調した。戦後歴史学では一九五〇年代の昭和史論争をとりあげた。昭和史論争を一九五〇年代の同時代の文脈に即して理解する必要性を強調し、なおかつ、論争にかかわった歴史家は戦時期から戦後を生きてきた人たちであり、歴史家は今を生きながら過去をどのように問おうとしたのか、それを考える必要があると指摘した。

歴史家を含めた史学史の話を通じて私が学生に要望したのは、自分への問いをもって歴史学を学んでほしいということだった。私は三回の史学史のしめくくりを「自分にとっての問い」とし、①学問形成の同時代史的理解、②学問を学説史に閉じ込めず、歴史家に関心をもつ（昭和史論争の歴史家たち、阿部謹也、網野善彦、良知力、二宮宏之、安丸良夫ら）、③学生自身が自分への問いをもつ（二〇二〇年の今を生きながら過去を問うことの意味、歴史家の営為と自分を対比させるなど）の三点を強調した。

難しい授業ではなかったかと思ったが、ここでも学生の反応は予想以上だった。「初めて歴史学と自分が向き合えたように感じられた。今でも、歴史は覚えるものという考えがある。（中略）しかし、授業を通じて、歴史ではなく「歴史観」を学ぶことができた」。「過去の人物も、同じように身近なテーマ、社会、思想を考えることを契機に、多様な学説を生み出していったのであれば、学説の源は社会であり、小さな歴史であると考える。また、その小さな歴史も大きな歴史と相互に連動しながら進んでいったということは、学説は、そうした連動の間に生まれたものともいえるのではないか、と考えた」。そし学生は、史学史でも今までの授業とのつながりを意識して、思考を深めようとしていた。「改めてこの講義全体が「つながり」をもち、いつでも前の授業を「とらえ返す」ことを心がけるよう、私たちを促しているように思え」、「自分なりにこの史学史に関する考えを簡潔にまとめることができた」。

おわりに――コロナ禍／オンラインのもとでの「考える歴史学」の可能性と困難

この授業での工夫について、あと二つ加えておく。一つ目に、二回目の学童集団疎開の課題（レポート）がとてもよかったので、三回目の講義から前半三〇分を前回の課題の講評にあてた。講評はオンライン授業での学生を孤立させないためでもあり、他の人の課題を聞けるので学生には好評で、学生は講評も含めて授業の理解を深めた。二つ目に、オンラインの場合、教室での授業以上に、配布するレジュメと資料の精査が決定的に重要だと考えた。講義のときも、あとで見返してもわかりやすいレジュメである。レジュメはとくに論理展開と材料（史料や歴史家の考えなど）の選択に留意した。レジュメの冒頭には、毎回の授業の目標やキーワード、授業の目次を掲げ、授業の内容の位置づけを明瞭にした。丸二日かかったレジュメ作成や講評など、久々に授業の準備・応答に全力投球した。

講義の最後に、講義全体をふまえ、分量自由で、「歴史を／歴史から考える」ことをめぐる最終レポートを課した。提出された学生のレポートはＡ４で二～三枚が多く、一〇枚弱の力作もあった。コピペのような文章はなく、自分自身の言葉で書いた課題がほとんどだった。「考える」ことを課題にした私の意図は、まずは多くの学生に受けとめられたように思えた。

レポートのおおよそ半分は、授業の内容に即して「歴史を／歴史から考える」ことをまとめ、そこに自分の意見を加えるものであり、それに対して四割程度の学生はそこにとどまらず、もう一歩考えを深めようとした。「歴史を／

歴史から考える」とは何なのかを自問したレポートである。たとえばある学生は、レジュメをすべて読み返して「一日中考え」るなかで、最終レポートは、授業のまとめでは「不十分」なことに気づく。そのうえでこの学生は、講義を通して、新たな「学び」と「気付き」を得て「自分自身が変化していることを実感」しており、その変化を書くことで課題に応えることができるのではないかと考え、歴史の考え方と日々の行動の変化に即したレポートをまとめた。その変化とは、つながりや関連を考えるこの講義の思考方法を、他の授業やアルバイトでもいかすようになったことである。この学生のレポートは、問い（課題）を自分で受けとめる重要性に気づき、まとめた優れたものだった。最終レポートは、正答があるわけではもちろんなく、要約で足りるものでもなく、この学生のように、問いを自分で受けとめることが最も大事なことだったといえよう。

最終レポートからすると、多くの学生はこの講義を通して「考える種」や「手がかり」を受けとめており、そこからさらに問いを自分で受けとめた学生も少なくなかった。学生の反応は、コロナ禍／オンラインにも大きくかかわっていたように思う。学生たちの感想には、コロナ禍にふれるものがよくあり、ある学生は、「きっとコロナ禍でなければこれほど時間をかけて考えることはできなかったと思います」と述べ、この講義を通して、「ずっと頭の中でグルグル考えるようになりました」と書いた。自宅でオンライン授業を受けたこの学生は、「コロナ禍で学校に行けていない」このときに、母親が自分に対して「頭良くなった」と「ぼやいていた」のを知って驚いたが、真っ先にこの授業を思いつき、授業開始から数カ月のなかで、母親もわかるほど、「私の思考が深くなっていったのだろう」と書きとめた。この学生が「グルグル考え」たのは、問いを自分のこととして受けとめるなかでのことだった。「歴史を読み解く「私」の可能性」と題した最終レポートで、この学生は、私が「生きる「今」を自覚する」必要性と困難にふれ、そこでの困難を乗り越えるためには、私の小さな歴史（身近な歴史）から大きな歴史を考えることが大事なのではないかと書いた。身近な歴史はこの授業の最初に私が話したテーマである。この学生は、授業の最初にまでもどって「グルグル考え」、そこで問いを自分のものとして受けとめたのである。

「考える歴史学」の提起を次のように受けとめた学生もいた。この授業は、歴史学の理解を深めるためのものだったが、「なにかそれとは別に、人間の根本的な「思考」においての理解を深める講義でもあった」。「歴史を／歴史から考える」授業を通して、「グルグル考える」学生や「人間の根本的な「思考」」と結びつけて考える学生、先述のように、この講義の思考方法を他の講義やアルバイトにいかす学生があらわれるようになったのである(2)。

コロナ禍／オンライン授業に図書館が使えない状況を逆手にとり、「歴史を／歴史から考える」ことを徹底した三カ月の試みをへて、私はいま、この授業に大きな可能性を感じるとともに、しかしやり終えてみて、この授業では完結しえないものも感じている。可能性には二つの理由がある。ひとつは、社会的距離を要請されているコロナ禍のもとでも、思考を深めることは可能だということである。考えることは、問いを自分で受けとめることにほかならず、それを得ることができれば、社会的距離のもとでも、まちがいなく思考を深めることができる。もうひとつは、歴史で考える可能性である。今を生きる人間が過去を問う歴史／歴史学の作法には、過去から今という時代や私自身が照らし出される可能性があり、そこから思考を深めることができるはずである。

久々の全力投球の新しい授業に手応えが残る一方で、「考える歴史学」はこれで完結はしないという思いも残った。それは、とどのつまり、「考える歴史学」にとって、社会的距離のもとでのオンライン授業をいかに受けとめるのかということではないかと思う。授業では、たとえば、「近代」による身体やコミュニケーションの変化について話し、考えを促した。学生は頭を「グルグル」動かして考えたが、身体やコミュニケーションについての思考は頭で考えるだけでは完結しない。さらに思考を深めるためには、人との対面的・身体的な交流が不可欠だと私は再認識した。

私自身、コロナ禍のもとでオンラインにふれる機会が格段に増え、研究会や打合せで使うようになった。オンラインによる時空をこえたつながりに利点を感じる反面、オンラインではつっこんだ意見交換や討議は難しいと思うようになった。オンラインでは、顔や声に接することができるが、体感を得ることはできない。私たちは今まで、人と直接会い、あるいは研究会の場で、体感を交えることで相互の距離を測り、意見交換を重ねて理解を深めてきたのではないか。コロナ禍のもとで気づいた思考と身体の深いつながりからすれば、今回手応えのあったオンライン授業の「考える歴史学」は、ここで完結するのではなく、学生が人と接したり、演習などで人と直接に意見交換したりすることでさらに思考が深まるはずだと私は考えている。

注

（１）https://note.com/otsukishoten/n/n9fd8562f9458?magazine_key=me0c81a61adee、二〇二〇年六月一一日掲載。

（２）図書館が使えなかったので、最終レポートでは、具体的な事例に即して「歴史を／歴史から考える」ことを課題に出さなかったものの、一割の学生は具体的な事例に即して課題に応えようとした。そのなかには、自分の出身地でおきた、戦後の地域開発に反対する社会運動を対象にして、身近なテーマからの視点、同時代史的検証、言語論的転回と史料読解の意義、まとめをＡ４で九枚におさめ、借り物の言葉と議論ではない優れたレポートをまとめたものもあった。

文献一覧

『朝日新聞』千葉版「戦後七五年　コロナ禍のもとで　下」二〇二〇年八月一四日
『岩手日報』「論説　コロナ禍の戦後七五年」二〇二〇年八月一五日
大門正克『全集日本の歴史十五　戦争と戦後を生きる』小学館、二〇〇九年
保苅　実『ラディカル・オーラル・ヒストリー――オーストラリア先住民アボリジニの歴史実践』御茶の水書房、二〇〇四年
安丸良夫「民衆運動における「近代」」日本近代思想大系『民衆運動』岩波書店、一九八九年

いま歴史研究に何ができるのか――若手研究者問題を中心に

若尾　政希

はじめに

新型コロナウイルス感染症が世界を席巻する今、歴史研究に何ができるのか。今という時代において何を考え何を行うのかという、歴史研究の実践的側面に焦点をあわせ、そうした「歴史実践」のあり様の一端を描くのが本稿の主題である。

歴史実践について、少しだけ説明をさせていただきたい。歴史学研究会（歴研）では、二〇一七年に、二一世紀初頭の研究動向を把捉した『第四次　現代歴史学の成果と課題　二〇〇一～二〇一五年』（全三巻）を出版した〔歴史学研究会　二〇一七〕。その第三巻のタイトルが、「歴史実践の現在」であった。責任編集者であった私は、第三巻の「はしがき」で次のように述べた。「なぜ「歴史実践」なのか。それは二〇〇〇年代から現在までの歴史学の研究動向をつかまえようとするときに、この語を使うのが最もふさわしいと考えたからである」、と。

いうまでもなく、「歴史実践」（Historical Practice,「歴史をする」Doing History）という語を一般化したのは保苅実であった〔保苅　二〇〇四〕。保苅は、歴史研究はもちろん、学生が歴史の授業に出ることも、さらには人々が歴史にふれる広範な諸行為をも指して歴史実践とよんだのである。

歴研では、二〇〇六年大会全体会で「いま、歴史研究に何ができるか――マルチメディア時代と歴史意識」をテーマに掲げた。二〇一四年大会全体会でも、「いま、歴史研究に何ができるかⅡ――歴史研究という営みを掘りさげる」を掲げた。二〇一二年の歴研創立八〇周年を記念したシンポジウムのテーマも「歴史学のアクチュアリティ」であり〔歴史学研究会 二〇一三〕、二〇一三年には、「慰安婦問題を／から考える――軍事性暴力と日常世界」をテーマにシンポジウムを開催した〔歴史学研究会・日本史研究会 二〇一四〕。こうした取り組みは、現代社会に対して、歴史研究が果たす役割は何かを真摯に問い直し、実践的役割を果たそうとしたものと意義づけることができる。このような動向をとらえて、『第四次　現代歴史学の成果と課題』において、「この一五年のあいだに、歴史像の見直しと歴史学の見直しが進行し、史料・方法・叙述から研究、教育、社会にかかわる、あらゆる歴史家の実践的行為が見つめ直されるようになってきた」（各巻巻頭「刊行にあたって」）と意義づけたのである。

さて、『第四次　現代歴史学の成果と課題』第三巻では、第1章「歴史学をとりまく環境1――歴史修正主義とのたたかい」、第2章「歴史学をとりまく環境2――災害・地域変容」、第3章「歴史運動の現在」、第4章「史料・方法・歴史叙述」、第5章「歴史教育の実践」、に分けて、全部で二五の項目を立てている。これを読んでいただければ、現代の歴史研究のスケール（広がり）を確かに把握することができると思う。試みに、二五項目の歴史実践のうち、自分が何にどの程度かかわっているか、チェックしながら読むと、自分の歴史研究がどのようなものか、そのありようを知ることができる。ただし、いうまでもないことであるが、一人の歴史家がその全部にかかわりあおうと思う必要はないし、限られた時間のなかで、そんなことは不可能であろう。おそらく、史料論、方法論、歴史叙述について扱った第4章は歴史研究を行うすべての人にかかわるであろうから、この4章を中核として、他の章については、そのうちのいくつかにブランチを伸ばすというような感じではなかろうか。

なお、二五の項目は、二〇一五年時点での問題感覚から設定されたものである。現在、喫緊の歴史実践であるのだが、当時には見えなかった事柄がある。ひとつあげれば、二〇一七年夏から文化財保護法改定問題が大きな議論をよび、日本歴史学協会（日歴協）をはじめ二八学協会の連名で「文化財保護法の改定に対し、より慎重な議論を求める声明」を出した。だが、結局、二〇一八年六月に改正案が国会を通過してしまった［若尾ほか 二〇一八］。いま、「歴史実践の現在」を編むとしたら、文化財保護の問題を項目に立てたはずである［若尾 二〇一九］。

歴史研究に何ができるかという実践的な問いは、じつは、本稿だけのものではなく、本書のすべての論考を貫く問いであることをあらためて強調して本題に入りたい。

一　テレワークを体験して

二〇二〇年三月よりほぼ半年、自宅でテレワークを行ってきた。大学に勤めるようになって三〇有余年になるが、土日でも行けるときには研究室に行くのが当然だとして、それに疑いをもたなかった私にとって、朝から晩まで家に籠もって居るのが普通になったことに驚くとともに、こうした環境の激変に適応していることが信じられない。大学の授業はすべてオンライン化された。三月末に急遽、オンライン授業への対応を迫られたときには、できるだろうかと茫然としたが、対応することができた。

会議もオンラインになった。

私は、二〇一七年より日本学術会議会員を務めている。学術会議は、一九四九年に設立された日本の科学者の代表機関であり［日本学術会議 二〇一九］、二一〇名の会員と約二〇〇〇人の連携会員によって職務が担われている。会員は、特別職の国家公務員だが、俸給はなく、会議開催のさいに日当と交通費が支給されることになっている（連携会員も同額の日当・交通費が支給される）。学術会議は内閣総理大臣の管轄下にあるが、政府から独立して職務を行う特別の機関である。たとえば、二〇一七年に「軍事的安全保障研究に関する声明」を出し、増え続ける軍事研究に「学問の自由」という観点から懸念を示し警鐘を鳴らしたことからも、その独立性をうかがうことができる。二〇一五年六月八日に文科省が国立大学の人文・社会科学系、教員養成系の学部・大学院を縮小する方針を打ち出したときには、七月二三日に幹事会声明「これからの大学のあり方――特に教員養成・人文社会科学系のあり方――に関する議論に寄せて」を出して、それを的確に批判した［久保 二〇一七］。

私は、学術会議では、第一部（人文社会学）の史学委員会に属し、連携会員の方々と一緒に「歴史資料の保存・管理と公開に関する分科会」と「中高大歴史教育に関する分科会」を運営し、前者では報告「日本学術会議資料の保存・管理と公開に向けて」、後者では提言「歴史的思考力を育てる大学入試のあり方について」を出して、関係諸機関や社会に問うとともに、他にもいくつもの委員会・分科会に出席し審議に参加してきた。毎年予算が逼迫し、日当・交通費も支給されず手弁当で会議を開くこともしばしばだった。提言・報告をまとめるには、多くの時間と労力が必要で、研究と休憩・睡眠の時間を削って、それに取り組まなければならなかった。連携会員の方々にもそれを強いることになってしまった。おそらく、はたからみれば（客観的にみれば）、賃金が支払われない労働（俗にいう「サービス残業」）そのものであるが、私たちは、学術・研究・教育の環境整備のためにできることをしなければならないという使命感で多大の時間と労力を、学術会議のために注ぎ込んできたのである。

その一方で、二〇一二年より、日歴協の常任委員を務め、文化財の保全や史料保存、若手研究者問題等々、歴史学が直面する諸課題について議論をしている。日歴協とは、日本学術会議の働きかけで一九五〇年に創設された学協会連合で、一時期、科学研究費の審査にもかかわっていた。しかしながら、現在はそうした権能をもたず、私の理解では、民間・在野の立場から、学術・研究・教育の環境改善のために取り組んでいる。もちろん役員手当はなく、研究者のボランティア活動により運営されている。現在八〇ほどの歴史学系の学会が加盟しており、学術会議と共催で史料保存と歴史教育に関するシンポジウムを開催している［木村 二〇一八］。

これに加えて私は、二〇一九年から歴研委員長を務めているのだが、このように複数の仕事を掛け持ちしている関係で、毎週何回も電車を乗り継いで都心に出かけ（往復三時間以上かけて）、会議や研究会に出るのが常態化していた。土日のほとんどが行事で埋まり、大袈裟でなく、三六五日仕事三昧の人生であったのだが、コロナ禍により、それがすべてオンラインになった。リアルに人と会えず、飲食を共にする機会がなくなったのは、とてもつらかった。しかし、これまで移動に費やした時間が膨大で、いかに心身を疲労させていたのかに気づくことができた。さらに、こちらのほうが重要だが、オンラインの会議・研究会のほうが参加しやすいことがわかった。たとえば子育て世代の方々も、短時間であれば、参加できるのは非常に大きなメリットである。後にも述べるが学会活動を支えてくれている若手研究者の負担軽減にもなり、コロナ後（アフター・コロナ）も、オンラインを活用（併用）していくべきだと強く思った。

二　若手研究者問題をめぐる歴史実践

二〇一九年五月二四日の歴研大会総会で、私は委員長を引き受けた。本来は、二〇二〇年五月に委員長としての最初の大会を開催しているはずであったのだが、コロナ禍により延期せざるをえなかった。大会の延期は、歴研が活動を休止していたアジア・太平洋戦争末期の一九四四、四五年を除けば、初めてのことで、九〇年になんなんとする歴研の歴史において未曾有の出来事であった［若尾 二〇二〇］。

歴研委員会は、三月二四日に、大会を一二月に延期することを発表したが、大会延期の手続きで意を尽くしたのは、大会二日目の部会報告を企画・運営する方々に対して、懇切丁寧に説明を行うことだった。部会は、大学院生やポスドクといった若手研究者によって担われている。じつは、今年度の全体会のテーマは「「生きづらさ」の歴史を問う」

であり、特設部会でも「「生きづらさ」の歴史を問うⅡ」として若手研究者が抱えている諸問題に光を当てるべく準備を進めてきた。歴研の部会（委員会も同じことがいえるのだが）は、まさに若手研究者の献身的な努力により、運営されていて、大会の延期は、こうした方々にさらなる負担をお願いすることになるのである。歴研の事務局と部会の方々による会議（部会連絡会議）に、ふだんは出ない委員長・編集長・研究部長も参加し、大会延期について説明させてもらった。コロナ禍という非常時とはいえ、負担増を強いることをお願いするのは、とてもつらいことであった。それから五カ月、祈るような気持ちで事態の推移を見守ってきたが、結局、八月二八日に、大会のオンライン開催を決定した。なんとか対面での通常大会を開催したいと思い続けた末の、苦渋の決断だった。部会連絡会でオンラインによる大会開催について説明したときには、部会の委員の方々から、やむをえないことだと理解する声が出て、とてもありがたく思った。その反面、お願いするだけで、若手研究者が抱えている諸問題に対処できず、それを打開できない、自らの不甲斐なさに、恥じ入るばかりであった。

歴史学の分野で、いま、若手研究者問題を最も精力的に取り組んでいるのは、前述の日歴協である。日歴協に若手研究者問題特別委員会が新設されたのは、二〇一八年であった。その経緯については、『第四次　現代歴史学の成果と課題』第三巻所収の「歴史学と若手研究者問題」に譲るが〔浅田・崎山 二〇一七〕、二〇一二年に発足した西洋史若手研究者問題ワーキンググループが日歴協に働きかけて、若手研究者問題検討委員会が特設されたのが二〇一三年。二〇一五年九月から翌年三月にかけて歴史学関係者へのウェッブ・アンケート調査を行い、二〇一七年に中間報告書を、二〇二〇年には最終報告をウェッブ上で公開しているので、是非見て欲しい〔日歴協 二〇二〇年〕。私は、二〇一三年より若手研究者問題検討委員会の立ち上げにかかわり、特別委員会になってからも引き続き委員として議論にかかわっている。また、特別委員会には、歴研からも委員を出して審議に参加させてもらっている。

ちなみに、立場別報告書の大学院生の項を見ると、それは八三ページにも及ぶボリュームのある報告からなる。学会に対する意見をみると、「大学院生を学会の活動でボランティアとして使うことに疑問が呈されており、「せめて参加必須の懇親会費を無料にするなり、何か見返り」を求める声があがっている」という。また、学会の細分化により、毎週末、学会が開かれたり、学会が重なったりすることへの不満が述べられている。これに関して、「学会所属の構成員が類似している学会などはまとめてほしい」、「学会の数を減らして財務・人的基盤を強化してはどうかといった要望・提案があがっている」という（八〇頁）。また、「セクシュアル・ハラスメントについて、「同世代の大学院生や若手の研究者同士で特に強く感じる」といった意見」があり、「パワー・ハラスメントやアカデミック・ハラスメントに関連して、「一般論として、日本史系の学会は概して風通しが良くない」と断わり、同じ大学出身の「年長の研究者が若い院生やポスドクを使い」、「学会運営も同じ大学間で回し」「断る雰囲気が醸成されにくい」との指摘があった。同じく、博士後期課程一年目に所属大学で「学会運営」に「酷使」され、「仕方のないものとして放置されている」との訴えもあった」（五八頁）という。「さらに、学会が具体的に取り組むべき課題として、学会でのガイドラインの策定、実態調査、相談・報告窓口の設置が指摘された」（六〇頁）。学会が、ボランティアを強要される場となっているとか、ハラスメントのいわば温床となっているというような指摘は、きわめて深刻で、放置できるものではない。日歴協若手研究者問題特別委員会が、諸学会によびかけて、二〇二〇年七月に「歴史学関係学会ハラスメント防止宣言」も発したのは、このような経緯を受けてのことだと私は理解している。

若手研究者を、さらに厳しい状況に追い込んだのが、今回のコロナ禍である。オンライン授業に追いまくられている学生たち、非常勤講師という不安定な立場でこの状況に対応せざるをえない方々、次世代の歴史研究を担っていくことになる若手研究者にかかる負担は、とてつもなく大きい。若手研究者問題特別委員会では、二〇二〇年四月二二日に、文科省等に宛てて、「新型コロナウイルス感染症対応下での教育現場における非常勤講師・兼任講師への適切な配慮と対応を求めます（呼びかけ）」を出すとともに、不安定な立場で教育に当たっている方々から意見・要望を募り、それをウェッブに掲載する活動を始めた。あわせて歴研からお願いして、五月六日に急遽、オンライン会議を開いてもらい、私も参加して「公開要望書：国立国会図書館デジタルコレクションの公開拡大による知識情報基盤の充実を求めます」を作成した。研究を志し、卒論・修論・博論等を書いている若手研究者にとっては史料や先行研究が見られるかどうかは、死活問題である。私のもとにも、図書館・資料館が休館し史料の閲覧ができなくなった、どうしたらよいかという学生たちの悲痛な叫びが届いている。なんとかしなければならない、緊急の課題だと考えたからである。

日本学術会議は公的機関であるため、意見をまとめてそれを発出するための手続きが複雑で、時間がかかるので、日歴協や歴研などの日本学術会議協力学術研究団体と連携することによって、迅速な課題解決への道を開くことができる。今回は、歴研だけで要望書を出すよりも、できる限り多くの学会等と連携したほうが運動を広げることができると考えて、日歴協にお願いした次第である。そして今、要望書は一定の成果を結びつつある。時代・状況の矛盾を直に受けているのが若手研究者であり、若手研究者問題を解決することなしに未来はない。真っ正面からこの問題に取り組みつつある日歴協若手研究者問題特別委員会は希望の灯火であることを強調して、本稿を閉じたい。

〔追記〕二〇二〇年一〇月一日に日本学術会議は第二五期に入ったが、その期首にあたり内閣総理大臣が六名の方を会員に任命することを許否する前代未聞の事件が起きた。これにかかわって、ある若手の研究者の、「政権批判につながる可能性のある研究を行うと「干される」ことになるので、若手研究者の研究内容の選択にも影響を及ぼしかねない」という発言が、私の心に響いた。研究者の実践的活動を萎縮させかねない事態であり、任命許否を撤回させる運動を行っていかなければならない。

文献一覧

浅田進史・崎山直樹「歴史学と若手研究者問題」歴史学研究会編『第四次　現代歴史学の成果と課題　二〇〇一～二〇一五年』第三巻、績文堂出版、二〇一七年

木村茂光「学協会の今―社会と向き合う⑥　日本歴史学協会の活動」『学術の動向』二三―一〇、二〇一八年

久保　亨「人文・社会科学の危機と歴史学」前掲『第四次　現代歴史学の成果と課題』第三巻

日本学術会議「日本学術会議創立七〇周年記念展示　日本学術会議の設立組織の変遷――地下書庫アーカイブズの世界」二〇一九年、http://www.scj.go.jp/ja/scj/print/pdf/p70kinen.pdf（二〇二〇年九月二〇日閲覧）

日歴協・若手研究者問題、http://www.nichirekikyo.com/young_researchers/young_researchers.html（二〇二〇年一〇月七日閲覧）

保苅　実『ラディカル・オーラル・ヒストリー――オーストラリア先住民アボリジニの歴史実践』御茶の水書房、二〇〇四年、のち岩波現代文庫、二〇一八年

歴史学研究会編『歴史学のアクチュアリティ』東京大学出版会、二〇一三年

歴史学研究会・日本史研究会編『慰安婦問題を／から考える――軍事性暴力と日常世界』岩波書店、二〇一四年

歴史学研究会編（編集委員：大門正克、小沢弘明、岸本美緒、栗田禎子、中野聡、若尾政希）『第四次　現代歴史学の成果と課題　二〇〇一～二〇一五年』全三巻、績文堂出版、二〇一七年

若尾政希「歴史研究に何ができるか――『第四次　現代歴史学の成果と課題』を編みながら考えたこと」『歴史科学』二三五、大阪歴史科学協議会、二〇一九年

若尾政希「二〇二〇年度大会の延期について」『歴史学研究月報』七二六、二〇二〇年

若尾政希ほか「オピニオン　論点　文化財「活用」の是非」『毎日新聞』二〇一八年四月一八日朝刊

忘却と変質の相克――COVID―19下の歴史実践の行方

北條　勝貴

一　繰り返す集合的忘却《アムネジア》

二〇二〇年八月。日本で最初のCOVID―19感染者が確認されてから半年以上が経過、気温が体温を上回る炎天下、汗だくの人々がマスクを外さずに行き交う光景も、もはやあまり異常に感じられなくなってしまった。昨年までの日常を切断できない心身が、マスクを着用せずに外出してしまうことを「うっかり」とよぶほど、ぼくらは喧伝される〈新たな生活様式〉へ、自らを馴致《ドメスティケート》しようとしている。

正常性バイアスの産物である大方の楽観論を裏切り、パンデミックは未だに終息をみていない。SARS―CoV―2の実態や予防・治療の方法をめぐり、憶測やフェイクが飛び交った二～三月。善意による「Stay Home」の合唱と悪意を含む「自粛警察」の跳梁がともに社会的分断を招き、排除と一体の「感謝」によってエッセンシャル・ワーカーが供犠された緊急事態宣言下。そして、あたかも朝の情報番組で流れる天気予報か「今日の運勢」のように、昨日までの感染者や死者に関する発表をみて、臨床的な想像力を欠く数値の増減に一喜一憂するばかりの現在。刻々と変わる情況に知覚と思考を総動員していた春、多くの人々が一カ月を長いと感じ、夜の夢にも異常が現れたという［レンナー　二〇二〇］。しかしいま、ぼくが「もう九月か」と呆然としているのは、八月末日に設定された締切のせいだけではあるまい。ぼくらは、この異常事態に逞しくも順応しえたのか、それとも不安に耐えきれず、集合的忘却を繰り返しているだけなのか。

　早くゴールデンウィークの前後から、岩波書店『世界』や青土社『現代思想』など、諸々の雑誌でCOVID−19関連の特集が組まれ、各種新書やムック類でも、〈COVID−19後〉を展望する出版が相次いだ。決してそのすべてをフォローしえているわけではないが、おおむねリベラル陣営の論調は、①各国の対応の分類→②新自由主義政策の招来した現状の批判→③新たな連帯の希求、といった展開に終始しているようにみえる（論者もあまり変わらぬ顔ぶれである）。①では、(a)経済優先のウルトラ・ネオリベラリズム、(b)強権的ロック・ダウン、(c)徹底した検査による早期封じ込めなどが主要な類型で［杉田 二〇二〇、酒井 二〇二〇a、千原 二〇二〇など］、大多数の生存権の尊重／一個人の自由権の制限に葛藤しつつ、なぜ被害が抑えられたのかも説明できない〈日本的＝寛容な〉政策に、一定の評価を与えるのが常である。大枠としてみれば、日本政府の諸施策は（専門家会議の方針はともかく）「杜撰」「混迷」の二語に尽きるが、批判も大きかった分、〈日本スゴイ〉へ微妙な揺り戻しもあったのかもしれない。②では、COVID−19を「X線」［クライン・ロイ 二〇二〇：三八］として照射された、（普段は看過・隠蔽されている）社会的、経済的な抑圧の具体相が示される。前掲『世界』が五月号以降に次々と組んだ特集（「コロナショック・ドクトリン」「生存のために」「転換点としてのコロナ危機」「グリーン・リカバリー」「ベーシックインカム・序章」など）は、この点旗幟鮮明であった。激甚災害は、一般に現行の社会問題を顕在化する、数年先へ悪化させるといわれているが、極度にジェンダー化された家庭《ホーム》の実態が浮き彫りにされたこと［小ヶ谷 二〇二〇］、個人の行動履歴の社会的共有により性的少数者のプライバシーが危機に直面したこと［Yoon and Martin 2020］などは、新たな問題情況だったといえようか。経済的効率化のもとに失われた余剰こそが、社会のリジリエンスに直結する、豊かさの指標だったのだとする見解も少なくない。個人的には、定住社会とされる段階がいかに広汎な移動を内包しているか、封じ込め措置が暴露した点にも注意したい［北條二〇一七]。③では、②で露呈した分断の再統合が論じられ、後述のとおり、SARS—CoV—2の起源から、グリーン・ニューディールの徹底を求める主張が中心をなす。関連して、先住民社会の価値観が参照される場合もあった[酒井 二〇二〇b]。また、死者の視点を前景化するという、大量死に臨んださいの常套句もみられた(管見の限り、東日本大震災のさいには福嶋亮大の指摘が早かった[鈴木ほか 二〇一一：一〇二])。

これらを広義の歴史実践としてメタ・ヒストリカルにとらえたとき、全体を強固に貫くのは災禍の前／後を区分する時間意識で、すでにビヴァリー・ラファエルにより、災害時特有と指摘されている心理傾向である[ラファエル 一九八九(一九八六)：五一]。ぼくも以前、東日本大震災直後に出来した転換論など類似の言説情況を、〈過去を供犠する行為〉として批判したことがある[北條 二〇一二]。正確にはこの供犠は、現状から遠い時間に参照しうる過去を探索、それを転轍機に利用し近い時間を批判する、目的論的な現在主義である。右の②から③への展開でも、多く歴史上の知識が援用されている(感染症をめぐる歴史関係書が次々に再刊、増刷された)。目前の惨禍を惹起した来歴を単一の因果関係のもとに否定し、新たな情況を志向・準備する言説は、確かに復興のスローガンとも相性がよい。しかしそれは、カオスに筋道を立てるナラティヴの機能に依存した、一種のリヴィジョニズムであり防衛機制であろう。過去の〈よび出し〉は過去／現在の双方を豊かにするものでなければならないが(ヴァルター・ベンヤミン「歴史の概念について」テーゼⅡ〜Ⅵにおける〈想起〉を前提にしている[ベンヤミン／鹿島 二〇一五])、この回路では、逆に選択肢があらかじめ限定されてしまう。もちろん、右に示された多様な論点が、まったく無駄であるとはいわない。とくに②には、今後絶対に見過ごされてはならない事象、問題が溢れている。けれども、それらを支えるモチベーションが災害時の特殊心理にすぎないなら、(パンデミックの終息のいかんにかかわらず)危機感の希薄化＝日常の復権にともなって、多くが集合的忘却の彼方へ消え去ってしまうに違いない。

二　情報の氾濫とリテラシー能力の剝奪

藤原辰史は本年五月の論考で、現状をスパニッシュ・インフルエンザのパンデミックに擬し、アルフレッド・クロスビー『史上最悪のインフルエンザ』を参照しつつ、集合的忘却への警鐘を鳴らした［藤原 二〇二〇：一三］。藤原の提言と同じく、「後世の検証のために記録を残そう」という動きは世界各地にみられ[1]、たとえば国際パブリック・ヒストリー連盟（ＩＦＰＨ）は、世界中から感染拡大下の記録を集め、ホームページの世界地図上に位置づける作業を継続中である［Cassandramarsilo 2020］。日本では、デジタルアーカイブ学会のもとに「新型コロナウイルス感染症に関するデジタルアーカイブ研究会」が発足、「ＣＯＶＩＤ−19に関するアーカイブ活動の呼びかけ」を行っており［渡邉 二〇二〇］、また関西大学デジタルアーカイブＡＮＮＥＸが「コロナアーカイブ@関西大学」を始動、同大関係者から情報を収集している[2]。さらに、ライフヒストリーの分野を牽引する社会学者・岸政彦監修の企画、一五〇人の東京暮らしを聞く「東京の生活史」では、聞き手の募集に多数の反響があったという[3]。直接ＣＯＶＩＤ−19下の経験談を対象とするものではないが、「いま聞くことが必要」との応募者の意識には、当然〈自粛〉下の心理的影響があったとみるべきだろう。いずれも重要な取り組みだが、前節の問題とあわせて考えると、収集のみならず活用の方途が示されない限り、遠からず集合的想起の契機を喪失してしまう危険もある（その多くが、過去の生の反省→日常のかけがえのなさの確認、という短絡的エゴ・ドキュメントに落着する可能性も高く、そこから何を読みとってゆけるかが問題となろう）。その意味で、「もっとも脆弱な立場にある人々の声を拾い上げ、可視化すること」を目的としたＣＯＶＯＴ（COVID-19 Voices Together）のアーカイブは、明瞭なアクションを内包しており注目される［ＣＯＶＯＴ編集部 二〇二〇］。歴史学研究会にも、『歴史学のアクチュアリティ』『歴史を社会に活かす』などの試みがあるが、現在主義を否定する実証主義のもとで、「われわれは現代のために過去を研究しているわけではない」との意見も聞く。しかし、かかるストイックな立場が研究者と一般社会との隔絶を招き、歴史の〈死蔵〉を生じてきたのではなかろうか。その他雑誌の特集やテレビのドキュメンタリーにも、たとえば緊急事態宣言下の都市の情況をとらえたものなど、記録性の高い記事・番組が複数ある。それらの情報を収集し容易にアクセス可能にする仕組みも、同時に検討されるべきだろう。日本でもパブリック・ヒストリーの活動が緒に就き、高校で歴史総合の授業が始まろうとしているいま、現在／過去の適切な距離《ソーシャル・ディスタンシング》を考えることが問われている。

ところで、八月三一日に辞任を表明した安倍晋三政権の八年間で、列島社会における言葉の運用は、完膚なきまでに破壊されてきた。公文書は改竄され破棄されるばかりか、場合によっては作られさえせず、国会の審議や記者会見では、意味をなさない音の羅列が垂れ流された。しかし、かかる言説情況のうち最も深刻なのは、情報を削減する〈マイナスの操作〉ではなく、逆に過剰にすることで社会のリテラシー能力を奪い、思考を停止させる〈プラスの操作〉であろう。この場合、世論は基本的に「信じたいもの」を信じるが、主体性をともなわなければ、おおむね声の大きい方へ流れてしまう。事実との距離感が微妙なフェイク・ニュースなどはその典型で、ぼくも築地市場解体の反対運動のさい、その脅威に直面した［北條 二〇一九a・b］。都とメディアが結託して構築した「さようなら築地、こんにちは豊洲」の物語りは強力で、専門家の提言や科学的データもオルタナティヴにはなりえなかった。こうした言説情況が、人々の言葉そのものへの信頼を（無意識にも）失墜させたことは明らかで、その危険は遅かれ早かれ、統治機構のコントロールできる範囲を逸脱してしまうと予想しえた。今回、パンデミック下で政府専門家会議の提言、厚生労働大臣や経済再生担当大臣の発言が批判に曝されたのには、相応の文脈があったのである。

そうした、いわば〈ニュースピーク〉のもとで作られる記録、歴史叙述とは、いったいどのような性質を帯びるのだろうか。アーキビストや歴史研究者は、単に情報を収集したり、読解してゆくだけでなく、その生成の方法やプロセスにも介入すべきなのではないか。記録は権力批判の拠であり、民主主義の基盤でもあるが、逆説的に、生産すればするほど個別人身支配を強化してしまう側面ももつ。ＣＯＶＩＤ−19感染抑制のために、韓国やベトナム、フィリピンなどが行った、携帯端末とアプリケーションによる徹底的な個人行動の管理も、かかる問題群に属するものだろう。かつてクロード・レヴィ＝ストロースは、ナンビクワラ族の族長による擬似的な文字使用に権力の発現をとらえ、ピエール・クラストルやジェームズ・Ｃ・スコットは、国家の発生・支配をめぐる馴致／拒絶の文脈で理解した［北條二〇一八］。とすれば、ぼくらの従事する日々のペーパーワークこそ、国民国家の根幹たる官僚制を強化していることになる［グレーバー 二〇一七（二〇一五）］。ＳＮＳに典型的な、自己承認欲求に駆られた頻繁な発言は、混乱や分断を拡大するだけでなく、自分自身を束縛し逃げ場を失わせているのである。

三　グリーン・リカバリーと歴史実践の変質

一方、〈ニュースピーク〉とは対照的な歴史実践のありようとしては、感染拡大のかなり早い時期、これを環境破壊・文明批判と結びつける言説の増加したことがあげられる。それはまず、世界各地から再野生化、緑地回復の情報が飛び交うことで始まった。経済活動の抑制は、社会的弱者に深刻なダメージを与える一方、大気汚染や水質汚濁の改善、野生動物の活動範囲の拡大を促したのである。いちいちの典拠は省くが、ウェールズ・ランディドノーで野生のヤギたちが丘から街へ下りてきた、ドバイ・パームジュメイラ・フジャイラの沿岸にエイやイルカが戻ってきた、ベネチアの運河の透明度が例年になく増した、パンジャブ州から三〇年ぶりにヒマラヤ山脈を遠望できた等々。中国のロック・ダウンにともなう大気改善で救われた生命は、ＣＯＶＩＤ−19で失われた生命の二〇倍に当たる、との見解もあった［Burke 2020］。しかし、すでに四月には、現状の環境改善は一時的にすぎず、〈ＣＯＶＩＤ−19後〉の景気回復の名目で、本来実行されるはずだった気候変動対策や燃料効率化措置が棚上げにされかねない、と釘を刺す報道もみられた［Condie 2020］。確かに、先の報告群はややはしゃぎすぎで、それだけに現象・言説とも、短い流行に終わりかねない予感がある。国際社会による監視が弛緩した結果、ブラジルでは例年以上の不法な熱帯雨林伐採・地下資源採掘が横行、パンデミック下で環境悪化が促進されるケースも確認されている（［ヴィラサ／近藤 二〇二〇］も参照）。「自然を大切にしてきた」はずの日本でも、観光客の密集を防ぐためだけに、樹齢六〇〇年の藤が伐られた（福岡県八女市）。

ただし、かかる現状を冷静に見据え、〈COVID—19前〉への回帰を拒否しグリーン・ニューディールの履行を求める、よりラディカルな声も大きくなっている。すなわち、二〇世紀後半以降の〈疾病交換〉を生じた開発主義下の熱帯雨林伐採、それらに追われたウイルス宿主の野生動物と人間との接触機会の増大（近年では野生動物食品市場《ブッシュ・ミート》が問題化、SARS—CoV—2はその俎上に載るセンザンコウ由来という）、生物多様性の喪失による動物由来感染症の人間社会への波及、それら諸活動のグローバル経済への組み込みと結果としての急激な気候変動——かかる負の連鎖を是正し、ぼくらの価値観と生活行動様式を改めない限りは、本当の意味での事態の収束はない［井田 二〇二〇、ミッターマイヤー 二〇二〇、石井 二〇二〇、クライン・ロイ 二〇二〇など］。人類誕生以来の長大な時間のうちに構築されてきた、動物／人間を分かつ境界自体（広義のドメスティケーションのプロセス）が、そもそもの元凶でもあろう。今世紀に入る前後から、たとえばゾミア研究など人類学／歴史学が交錯する領域で新たなアナーキズムが勃興し、人類学の存在論的転回や、地質学から提起された人新世《アンスロポセン》の概念と交渉しつつ、定住から国家形成に至る通俗的進歩史観の転換が図られてきた［結城 二〇一七、北條 二〇一八、近藤 二〇一九、酒井 二〇二〇cなど］。そこでは、言語論的転回を継承して実証主義歴史学に基づく過去《ヒストリカル・パスト》を批判、より広汎かつ多様な歴史実践に基づく過去《プラクティカル・パスト》へあらためて注目しているが、議論を支える軸のひとつにはヒト中心主義の解体があり、環境系諸学問のアリーナとなっている。今回のパンデミックにさいし、図らずも〈市民権を得た〉感染症史は、疾病交換や帝国医療などの問題群を接点に、もともと右のような研究動向とも交渉があった。とすれば今後の歴史実践は、それが学術的なものであればあるほど、医学・医学史や環境系諸学問を前提にしなければ成り立つまい。移動を封じられて痛感した定住社会の矛盾から、自らの心身に根差した新たな歴史実践が始まるのかもしれない。

注

（1）国立国会図書館「カレントアウェアネス・ポータル」にまとめられている（https://current.ndl.go.jp/node/40857）。
（2）https://www.annex.ku-orcas.kansai-u.ac.jp/covid19archive
（3）http://www.chikumashobo.co.jp/special/tokyo_project/

文献一覧

石井美保「センザンコウの警告」村上陽一郎編『コロナ後の世界を生きる』岩波新書、二〇二〇年
井田徹治「環境と生態系の回復へ――パンデミックが示した課題」『世界』九三五、二〇二〇年
ヴィラサ、アパレシーダ「森のなかの死」近藤宏訳・解説、『世界』九三六、二〇二〇年
クライン、ナオミ×ロイ、アルンダティ「〈対談〉違う世界に通じる入口へ」荒井雅子訳・構成、『世界』九三六、二〇二〇年
グレーバー、デヴィッド『官僚制のユートピア』酒井隆史訳、以文社、二〇一七年、原著二〇一五年
小ヶ谷千穂「移動から考える『ホーム』」『現代思想』四八―一〇／特集「コロナと暮らし」、二〇二〇年
COVOT編集部「COVOT（COVID-19 Voices Together）」二〇二〇年、URL : https://covot.jp
近藤祉秋「マルチスピーシーズ人類学の実験と諸系譜」『たぐい』一、二〇一九年
杉田　敦「コロナと権力」村上編前掲書、二〇二〇年
酒井隆史「パンデミック、あるいは〈資本〉とその宿主」『思想としての〈新型コロナウイルス禍〉』河出書房新社、二〇二〇年a

酒井隆史「危機のなかにこそ亀裂をみいだし、集団的な生の様式について深く考えてみなければならない」村上編前掲書、二〇二〇年b
酒井隆史「未開と野蛮の民主主義」『世界』九三七、二〇二〇年c
鈴木謙介・福嶋亮大・浅子佳英・東浩紀「大阪シンポジウム　災害の時代と思想の言葉」『思想地図 beta』二、二〇一一年
千原則和「主要各国の新型コロナウイルス対策」『世界』九三六、二〇二〇年
藤原辰史「パンデミックを生きる指針」村上編前掲書、二〇二〇年
ベンヤミン、ヴァルター『[新訳・評注]歴史の概念について』鹿島徹訳・評注、未来社、二〇一五年
北條勝貴「過去の供犠――ホモ・ナランスの防衛機制」『日本文学』六一―四、二〇一二年
北條勝貴「ホモ・モビリタスの問う〈歴史〉」東京歴史科学研究会編『歴史を学ぶ人々のために』岩波書店、二〇一七年
北條勝貴「宇宙を渡る作法――パースペクティヴィズム・真偽判断・歴史実践」『古代文学』五七、二〇一八年
北條勝貴「築地市場解体」『歴史学研究月報』七〇九、二〇一九年a
北條勝貴「築地の〈亡所〉化に抗う」『歴史評論』八三六、二〇一九年b
ミッターマイヤー、ラッセル「ブッシュミート」野口みどり訳、『世界』九三五、二〇二〇年
結城正美「環境人文学の現在」野田研一・山本洋平・森田系太郎編『環境人文学Ⅱ　他者としての自然』勉誠出版、二〇一七年
ラファエル、ビヴァリー『災害の襲うとき』石丸正訳、みすず書房、一九八九年、原著一九八六年
レンナー、レベッカ「新型コロナで奇妙な夢や悪夢を見る人が増加、理由と対処法は」牧野建志訳『NATIONAL GEOGRAPHIC』Web版、二〇二〇年四月一七日付記事（https://natgeo.nikkeibp.co.jp/atcl/news/20/041700243/?P=1）
渡邉英徳「COVID―19に関するアーカイブ活動の呼びかけ」デジタルアーカイブ学会（二〇二〇年五月二〇日）、URL：http://digitalarchivejapan.org/bukai/sig-covid19/call
Cassandramarsilo, "Update : Mapping Public History Projects about COVID 19," *Hypothesis* (August 31, 2020), URL : https://ifph.hypotheses.org/3276.

Marshall Burke, "COVID-19 reduces economic activity, which reduces pollution, which saves lives," *G-FEED : Global Food, Environment and Economic Dynamics* (March 8, 2020), URL : http://www.g-feed.com/2020/03/covid-19-reduces-economic-activity.html.

Stuart Condie, "Coronavirus Lockdowns Clear the Air, but the Green Effect Could Be Fleeting : Some worry long-term environmental efforts will suffer as governments look to stimulate growth," *THE WALL STREET JOURNAL. Web ver.* (April 5, 2020), URL : https://www.wsj.com/articles/coronavirus-lockdowns-clear-the-air-but-the-green-effect-could-be-fleeting-11586095204.

Dasl Yoon and Timothy W. Martin, "'What If My Family Found Out?' : Korea's Coronavirus Tracking Unnerves Gay Community," *THE WALL STREET JOURNAL. Web ver.* (May 12, 2020), URL : https://www.wsj.com/articles/south-koreas-coronavirus-efforts-spark-privacy-concerns-in-gay-community-11589306659.

（ＵＲＬは、文末注も含めてすべて、八月二一日閲覧、「ＣＯＶＯＴ」のみ一〇月一五日閲覧）

結びにかえて

本ブックレットの刊行は、今年五月にオンラインで開催された、歴史学研究会（以下「歴研」）の新旧四役会議（新・旧年度の委員長・編集長・事務局長・研究部長による会議）の場で企図された。この会議は、五月末の新年度委員会の発足を前に、新型コロナウイルスの感染拡大により延期となった、旧年度委員会企画の総合部会例会・歴研シンポジウム・大会の準備をどのように進めていくかを話し合うため開かれたものだった。三月以降、あらゆる歴研の活動が停滞気味であったなか、その要因ともなった感染症の流行という事態に、ただ影響されているばかりでよいのか、このような状況だからこそ発揮すべき歴研そして歴史学の力があるのではないか、という意見が出始め、本ブックレットの刊行へと至った。

五月末に新年度委員会が発足すると、委員長の若尾政希さんと編集長の北村暁夫さんは留任して引き続き役務に奔走する日々となり、企画の推進役を担うこととなったのは、旧年度事務局長の中澤達哉さんと研究部長の私となった。双方で構想のたたき台を出し合いながら中身を練ったが、六月以降、中澤さんも私も、延期となった総合部会例会や歴研シンポジウムそして大会の準備に追われることとなってしまい、執筆候補者を確定し、依頼へと至ることができたのは七月も終わりに近づく頃だった。そこから提出締切まで二カ月もないという、ご無理を強いる依頼をしてしまったにもかかわらず、主旨に賛同し、御多忙のなか御執筆くださった一四名の皆様には、ただただ感謝するほかない。皆様、本当にありがとうございました。

さて本ブックレットは、序で述べているとおり、一六名の歴史家が各自のこれまでの研究成果をふまえつつ、コロナ下またコロナ後の現代歴史学に向けて新たな論点や視点、枠組の提示を行い、問題提起することをめざしたものである。すでに「コロナ禍」によって、感染症および医療の歴史が注目を集めており、本ブックレットにおいても、これらの分野の歴史研究を牽引してきた方々の論稿が収められている。重要なのは、これらの論稿が、感染症や医療をめぐる過去の事例の掘り起こしばかりでなく、医療の近代化の意味を問い、近代化によってもたらされた公衆衛生と統制・管理の密接不可分な関係を明らかにし、さらに現在起こっていることの記録化・歴史化の必要性を提言していることである。すなわち、感染症や医療をめぐる歴史研究は、国家・社会・経済・文化にまつわるさまざまな分野の歴史研究、さらにはアーカイブ論とも結び合う力をもっている。

したがって、本ブックレットの執筆者の多くが、むしろこれまで感染症や医療の歴史研究に携わってこなかった歴史家たちであるにもかかわらず、感染症史・医療史研究と呼応しうる論点や視点を多く提示しているのもうなずける。その論点・視点は多様でありつつも、多くの執筆者が、感染症の流行による格差・貧困・差別のいっそうの顕在化や、国家間や民衆間の分断の進展、現代国民国家における民主主義の危機に言及するなど、共通する現状認識・問題意識を有している点は注目される。今後、本ブックレットで示された問題意識や論点が広く共有され、深化し、さらなる議論の展開へと広がることを期待したい。

一方、「コロナ禍」により、歴史研究・歴史教育の場においてさまざまな問題が生じつつあるなか、オンライン授業の新たな可能性の模索や、デジタルアーカイブの公開促進など、新たな「歴史実践」の取り組みを紹介する論稿も本ブックレットに収められている。本ブックレットの刊行それ自体も、歴史実践の一つといえる。本ブックレットが、感染症の流行をともに経験した歴史家そして市民の間に、分断ではなく連帯を生み出すための、ささやかな力になればと願っている。

最後に、本書の出版にあたり、歴研の会誌『歴史学研究』の発行元でもある績文堂出版の野田美奈子さんにたいへんお世話になった。歴研委員会や大会のオンライン化は、会誌の発行作業にもさまざまな支障をもたらしていたはずであるが、本ブックレットの企画・刊行に快く協力してくださり、また最初の読者として時に忌憚のないご意見を寄せてくださった。厚く御礼申し上げ、結びの言葉としたい。

二〇二〇年一〇月

三枝　暁子

（刀水書房，2009年），『ハプスブルク帝国政治文化史――継承される正統性』（共編著，昭和堂，2012年）

福士　由紀（ふくし　ゆき）
①東京都立大学　②『近代上海と公衆衛生――防疫の都市社会史』（御茶の水書房，2010年），「上海1910年：暴れる民衆，逃げる女性」（永島剛・市川智生・飯島渉編『衛生と近代』法政大学出版局，2017年）

古谷　大輔（ふるや　だいすけ）
①大阪大学　②『礫岩のようなヨーロッパ』（共編，山川出版社，2016年），『論点・西洋史学』（共編，ミネルヴァ書房、2020年）

北條　勝貴（ほうじょう　かつたか）
①上智大学　②『環境と心性の文化史』上・下（共編著，勉誠出版，2003年），『パブリック・ヒストリー入門――開かれた歴史学への挑戦』（共編著，勉誠出版，2019年）

三枝　暁子（みえだ　あきこ）
①東京大学　②『比叡山と室町幕府――寺社と武家の京都支配』（東京大学出版会，2011年），『京都の歴史を歩く』（共著，岩波新書，2016年）

若尾　政希（わかお　まさき）
①一橋大学　②『「太平記読み」の時代――近世政治思想史の構想』（平凡社ライブラリー，2012年），『百姓一揆』（岩波新書，2018年）

執筆者紹介（五十音順　①所属　②主要著作・論文）

飯島　渉（いいじま　わたる）

①青山学院大学　②『感染症の中国史――公衆衛生と東アジア』（中公新書，2009年），『感染症と私たちの歴史・これから』（清水書院，2018年）

池田　嘉郎（いけだ　よしろう）

①東京大学　②『革命ロシアの共和国とネイション』（山川出版社，2007年），『ロシア革命――破局の8か月』（岩波新書，2017年）

石居　人也（いしい　ひとなり）

①一橋大学　②「生・病・死，生存の歴史学」（東京歴史科学研究会編『歴史を学ぶ人々のために――現在をどう生きるか』（岩波書店，2017年），「ハンセン病者・療養者の隔離をめぐる「尊厳」――近現代の日本社会における」（加藤泰史・小島毅編『尊厳と社会』下巻，法政大学出版局，2020年）

今津　勝紀（いまづ　かつのり）

①岡山大学　②『日本古代の税制と社会』（塙書房，2012年），『戸籍が語る古代の家族』（吉川弘文館，2019年）

海原　亮（うみはら　りょう）

①住友史料館　②『近世医療の社会史――知識・技術・情報』（吉川弘文館，2007年），『江戸時代の医師修業――学問・学統・遊学』（吉川弘文館，2014年）

大門　正克（おおかど　まさかつ）

①早稲田大学　②『全集日本の歴史15　戦争と戦後を生きる』（小学館，2009年），『語る歴史，聞く歴史――オーラル・ヒストリーの現場から』（岩波新書，2017年）

小沢　弘明(おざわ　ひろあき)

①千葉大学　②『移動と革命――ディアスポラたちの「世界史」』（共編著，論創社，2012年），『つながりと権力の世界史』（共編著，彩流社，2014年）

小田原琳（おだわら　りん）

①東京外国語大学　②「「平和の犯罪」としての戦時・植民地主義ジェンダー暴力――イタリア歴史学における研究動向」（『ジェンダー史学』第12号，2016年），「〈境界〉を創りだす力――南イタリアから立てる近代への問い」（東京歴史科学研究会編『歴史を学ぶ人々のために』岩波書店，2017年）

加藤　陽子（かとう　ようこ）

①東京大学　②『天皇と軍隊の近代史』（勁草書房，2019年），『天皇はいかに受け継がれたか――天皇の身体と皇位継承』（編著，績文堂出版，2019年）

貴堂　嘉之（きどう　よしゆき）

①一橋大学　②『移民国家アメリカの歴史』（岩波新書，2018年），『南北戦争の時代　19世紀』（岩波新書，2019年）

中澤　達哉（なかざわ　たつや）

①早稲田大学　②『近代スロヴァキア国民形成思想史研究――「歴史なき民」の近代国民法人説』

歴史学研究会編
［監修］中澤達哉・三枝暁子

歴史学研究会　事務所
〒101-0051　東京都千代田区神田神保町2-20 アイエムビル2F
☎ 03（3261）4985　FAX 03（3261）4993

コロナの時代の歴史学
2020年12月10日　第1版第1刷発行

編　者　歴史学研究会
発行者　原嶋正司
装　丁　クリエイティブ・コンセプト根本眞一
発行所　績文堂出版株式会社
〒101-0051 東京都千代田区神田神保町
1-64 神保町ビル402
☎(03)3518-9940　FAX(03)3293-1123
印刷：製本　信毎書籍印刷株式会社

ISBN978-4-88116-136-4　C3020